Vom Baby zum Kleinkind

Sabina Pauen

Vom Baby zum Kleinkind

Entwicklungstagebuch zur Beobachtung und Begleitung in den ersten Lebensjahren

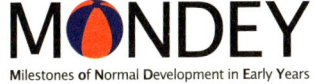

Milestones of Normal Development in Early Years

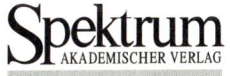

Autorin
Prof. Dr. Sabina Pauen
sabina.pauen@psychologie.uni-heidelberg.de

Wichtiger Hinweis für den Benutzer
Der Verlag und die Autorin haben alle Sorgfalt walten lassen, um vollständige und akkurate Informationen in diesem Buch zu publizieren. Der Verlag übernimmt weder Garantie noch die juristische Verantwortung oder irgendeine Haftung für die Nutzung dieser Informationen, für deren Wirtschaftlichkeit oder fehlerfreie Funktion für einen bestimmten Zweck. Der Verlag übernimmt keine Gewähr dafür, dass die beschriebenen Verfahren, Programme usw. frei von Schutzrechten Dritter sind. Die Wiedergabe von Gebrauchsnamen, Handelsnamen, Warenbezeichnungen usw. in diesem Buch berechtigt auch ohne besondere Kennzeichnung nicht zu der Annahme, dass solche Namen im Sinne der Warenzeichen- und Markenschutz-Gesetzgebung als frei zu betrachten wären und daher von jedermann benutzt werden dürften. Der Verlag hat sich bemüht, sämtliche Rechteinhaber von Abbildungen zu ermitteln. Sollte dem Verlag gegenüber dennoch der Nachweis der Rechtsinhaberschaft geführt werden, wird das branchenübliche Honorar gezahlt.

Bibliografische Information der Deutschen Nationalbibliothek
Die Deutsche Nationalbibliothek verzeichnet diese Publikation in der Deutschen Nationalbibliografie; detaillierte bibliografische Daten sind im Internet über http://dnb.d-nb.de abrufbar.

Springer ist ein Unternehmen von Springer Science+Business Media
springer.de

© Spektrum Akademischer Verlag Heidelberg 2011
Spektrum Akademischer Verlag ist ein Imprint von Springer

11 12 13 14   5 4 3 2 1

Das Werk einschließlich aller seiner Teile ist urheberrechtlich geschützt. Jede Verwertung außerhalb der engen Grenzen des Urheberrechtsgesetzes ist ohne Zustimmung des Verlages unzulässig und strafbar. Das gilt insbesondere für Vervielfältigungen, Übersetzungen, Mikroverfilmungen und die Einspeicherung und Verarbeitung in elektronischen Systemen.

Planung und Lektorat: Katharina Neuser-von Oettingen, Imme Techentin
Redaktion: Regine Zimmerschied
Satz: klartext, Heidelberg
Umschlaggestaltung: wsp design Werbeagentur GmbH, Heidelberg
Titelfotografie: Paul Sebastian Moreau, Stuttgart

ISBN 978-3-8274-2779-3

Inhalt

Danksagung	IX
Vom Baby zum Kleinkind	1

1 **Grobmotorik** 13
    Kopfkontrolle 18
    Rumpfkontrolle 22
    Beinkontrolle 26
    Fortbewegung am Boden 32
    Fortbewegung im Stehen 36
    Balance im Stehen 44
    Hüpfen und springen 48
    Werfen und fangen 52

2 **Feinmotorik** 56
    Hand-Körper-Koordination 60
    Objekte greifen und halten 66
    Gegenstände manipulieren 72
    Essen und trinken 80
    Zeichnen 84
    An- und ausziehen 88

3 Wahrnehmung ... 96
Sehen ... 104
Hören ... 110
Erinnern ... 114

4 Denken ... 118
Darstellen und symbolisieren ... 124
Räumlich ordnen ... 130
Planen ... 134

5 Sprache ... 140
Laute ... 144
Silben ... 150
Worte ... 154
Besondere Worte ... 160
Sätze ... 168

6 Soziale Beziehungen ... 176
Nähe und Distanz regulieren ... 180
Vorsprachliche Kommunikation ... 186
Gemeinsame Bezüge herstellen ... 194
Fremde und vertraute Personen unterscheiden ... 200
Kooperation im Alltag ... 208
Gemeinsam spielen ... 214

7 Selbstregulation ... 225
Gefühle ... 230
Impulse ... 234
Schlaf ... 238
Ausscheidungen ... 242

8 Gefühle ... 247
Einfache Gefühle zeigen ... 252
Über Gefühle reden ... 260
Komplexe Gefühle zeigen ... 266

Schlusswort ... 279

Die MONDEY-Kurzskala ... 283

Danksagung

Dieses Buch wäre nicht entstanden ohne die freundliche Unterstützung der Jacobs Foundation, bei der ich mich an dieser Stelle von Herzen bedanken möchte! Die Stiftung hatte mir zunächst Gelegenheit gegeben, im Rahmen der Marbach-Konferenzreihe weltweit führende Experten zum Thema „Early Childhood Development and Later Achievement" an einen Tisch zu bringen, um über frühe Kindheit und ihre Bedeutung für das spätere Leben zu diskutieren. Sie hat mich im Anschluss auch ausdrücklich dazu ermutigt, mir Gedanken zu machen, wie neue Erkenntnisse entwicklungspsychologischer Forschung für die Praxis nutzbar gemacht werden können. Ohne diesen Appell sowie die Zusicherung großzügiger finanzieller Mittel für das Jacobs-Pauen-Projekt wäre es nicht möglich gewesen, die vorliegende Beobachtungs- und Dokumentationshilfe zu erstellen. Mein Buch ist für alle geschrieben, die täglich mit Säuglingen und Kleinkindern zu tun haben und sich – so wie die Stiftung und ich – Gedanken darüber machen, wie sie Entwicklung bestmöglich fördern können.

Persönlich möchte ich an dieser Stelle auch Simon Sommer danken, der als mein direkter Ansprechpartner bei der Stiftung stets ein offenes Ohr für alle Fragen hatte und mich wunderbar „gecoacht" hat, damit ich alle Formalitäten richtig erledige, Anträge rechtzeitig einreiche und die Kommunikation mit dem Stiftungsrat gut gestalten kann.

Danken möchte ich auch Dipl.-Psych. Lena Ganser, die vom ersten Tag an im Jacobs-Pauen-Projekt mitgearbeitet hat. Sie war meine rechte und linke Hand, als es um die Konzeption des Buches und der zugehörigen Internet-Plattform (www.mondey.de) ging. Ihre wertvollen Hinweise und ihr großes Engagement für die Sache haben das Projekt sehr schnell vorangebracht. Es ist eine große Freude, mit ihr zusammenarbeiten zu dürfen!

Bevor das Buch in Druck ging, habe ich das Manuskript und die Meilenstein-Sammlung anderen Experten vorgelegt – wohl wissend, dass ihre Arbeitszeit sehr kostbar ist und sie viel zu tun haben. Trotzdem haben sich die Kollegen Zeit für ein Feedback genommen und mir damit geholfen, das Buch fachlich optimal zu gestalten. Mein besonderer Dank gilt Prof. Joachim Pietz (Kinderneurologe), Prof. Beate Sodian und Prof. Gisa Aschersleben (Entwicklungspsychologinnen mit Schwerpunkt soziale Entwicklung) sowie Prof. Manfred Holodynski (Entwicklungspsychologe mit Schwerpunkt Emotionspsychologie und Selbstregulation).

Gerade weil Linda Scheuermann nicht zu den Professoren-Kollegen gehört, hat ihr sorgfältiges Lesen des Manuskripts aus der Mutter-Perspektive ebenfalls wesentlich zur Optimierung beigetragen. Auch bei ihr möchte ich mich herzlich für alle guten Kommentare und Anregungen bedanken.

Schließlich möchte ich meiner Familie danken: meinem Lebenspartner Dr. Coryn Bailer-Jones und unseren drei Kindern Helena, Ezra und Cosima. Sie hatten wirklich viel Geduld mit mir, wenn ich am Wochenende oder in den Ferien am Buch gearbeitet habe, obwohl diese Zeit eigentlich für sie reserviert sein sollte. Wir freuen uns alle gemeinsam, dass das Werk nun fertig ist, und hoffen, dass sich die Mühe gelohnt hat!

Vom Baby zum Kleinkind

Entwicklungstagebuch für die Beobachtung und Begleitung in den ersten Lebensjahren

Babys sind faszinierende Wesen! Auf die meisten Erwachsenen wirken sie wie Magneten: Man kann seine Augen nicht von ihnen lassen und beobachtet sie gerne – sogar im Schlaf. Wenn sie dann langsam größer werden und rasch immer neue Fähigkeiten dazugewinnen, gibt es jeden Tag kleine Entwicklungswunder zu bestaunen. Die Kinder lernen, ihre Bewegungen zu steuern, sie trainieren ihre Sinne und üben das Denken, beginnen zu sprechen, bauen Beziehungen auf und erweitern ihre Möglichkeiten, mit Gefühlen umzugehen. So vieles passiert in den ersten Lebensjahren!

Wer Babys oder Kleinkinder betreut, ist meist sehr damit beschäftigt, das ganz normale Leben zu organisieren, und findet oft keine Zeit, die zahlreichen Leistungen zu würdigen, die täglich von den Kleinen erbracht werden. Viele Eltern denken im Rückblick, wie schnell die Zeit vergangen ist, bis ihr Kind selbstständig geworden ist, und fragen sich, wie das alles überhaupt möglich war. Manche bedauern, dass sie nicht aufgeschrieben haben, wie diese Veränderungen zustande kamen. Ähnlich geht es Erzieherinnen oder

Einleitung

Tagesmüttern, die im Alltagsstress das Gefühl haben, dem einzelnen Kind nicht wirklich gerecht werden zu können. Doch was hindert uns eigentlich daran, genau hinzusehen oder eigene Beobachtungen aufzuschreiben?

Ein Problem besteht darin, genau zu wissen, worauf man achten soll. Welche der vielen verschiedenen Fähigkeiten, die ein Kind in den ersten Lebensjahren erwirbt, sind wichtig? Und woran erkennt man sie? Dazu soll dieses Buch anhand von konkretem Anschauungsmaterial Hinweise geben.

Ein weiterer Hinderungsgrund ist, dass man nicht weiß, wie man Fortschritte am besten dokumentieren kann. Oft werden einfach Fotos oder Videos gemacht. Aber diese ersetzen nicht das, worauf es wirklich ankommt: sich bewusst zu machen, was gerade passiert, zu überlegen, warum es passiert, inwiefern es wichtig ist und wie man das Kind am besten in seiner weiteren Entwicklung unterstützen kann. Um solche Überlegungen anstellen zu können, muss man sich tatsächlich etwas Zeit nehmen. Dass diese Mühe sich lohnt, zeigen Entwicklungstagebücher, die bereits seit Anfang des 20. Jahrhunderts geschrieben werden. Zum damaligen Zeitpunkt läuteten sie den Beginn entwicklungspsychologischer Forschung ein. Einzelne Menschen (darunter auch der berühmte Wissenschaftler Jean Piaget) haben ihre Kinder genau beobachtet, diese Wahrnehmungen aufgeschrieben und ganze Theorien auf der Grundlage ihrer Dokumentation aufgestellt. Auch wenn das sicher ein Sonderfall ist, der sich nicht unbedingt auf „normale" Eltern oder professionelle Kinderbetreuer übertragen lässt, wird daran deutlich, dass die genaue Betrachtung von Entwicklungsprozessen einen sehr wichtigen Schlüssel zu guter Frühförderung darstellt. Deshalb wurde auch das vorliegende Entwicklungstagebuch zur Beobachtung und Begleitung in der frühen Kindheit geschrieben. Es richtet sich an alle, die privat oder professionell mit Babys und Kleinkindern zu tun haben. Das sind Eltern, Großeltern, Tanten und Onkel genauso wie Krippenerzieherinnen, Babysitter, Frühpädagogen oder Kinderärzte. Mein Ziel ist es, modernes entwicklungspsychologisches Wissen über Veränderungen in den ersten drei Lebensjahren mit den Lesern zu teilen und dabei ein Format zu finden, das dazu anregt, Kinder genauer zu beobachten und ihre Entwicklung objektiv zu dokumentieren. Dabei geht es *nicht* darum, den „warmen" liebevollen Blick auf das Kind gegen einen vermeintlich „kalten" Forscherblick einzutauschen. Vielmehr soll die Wahrnehmung für das Wunder der Entwicklung jedes einzelnen Kindes geschärft und die Bereitschaft gestärkt werden, Kinder unterstützend zu begleiten. Und wer mag, kann seine Beobachtungen später gerne mit uns teilen und auswerten lassen. Um dies zu erleichtern, finden Sie am Ende des Buches eine Kurzskala sowie Hinweise zu deren Nutzung.

Wie wichtig es ist, dass wir uns Zeit nehmen, gerade in der frühen Kindheit genau hinzusehen, wird deutlich, wenn man sich klarmacht, was in dieser Zeit auf neurologischer Ebene passiert: Anders als die meisten Tiere kommt der Mensch mit einem recht unreifen Gehirn zur Welt. Zwar sind schon fast alle Nervenzellen angelegt, aber es dauert noch eine ganze Weile, bis sie biologisch voll entwickelt und umfassend miteinander verknüpft sind. Als Folge dieser Veränderungen verdreifacht sich das Gehirnvolumen des Kindes in den ersten Lebensjahren. Fände diese Entwicklung vor der Geburt statt, dann würde der Kopf wohl kaum durch den Geburtskanal passen. Es hat aber auch große Vorteile, die Vernetzung von Nervenzellen auf die Zeit nach der Geburt zu verlagern: Unser Gehirn kann sich so in enger Abstimmung mit den Erfahrungen entwickeln, die wir täglich machen. Dadurch passt es sich optimal an seine Umwelt an. Nimmt man diese Feststellung ernst, so ergibt sich daraus eine wichtige Konsequenz:

Erwachsene, die Säuglinge und Kleinkinder betreuen, tragen eine hohe Verantwortung für die Zukunft der Kinder. Diese Verantwortung wahrzunehmen, heißt, sich immer neu zu überlegen, welche Rahmenbedingungen ein bestimmtes Kind am ehesten dazu anregen, den nächsten Schritt zu tun. Es heißt aber auch, nichts Unmögliches zu verlangen und geduldig zu bleiben, wenn das Kind aufgrund seiner biologischen Unreife noch nicht in der Lage ist, ein bestimmtes Verhalten zu zeigen. Um hier die richtige Balance zu finden, ist es hilfreich, sich immer wieder klarzumachen, wie groß die Herausforderungen sind, denen ein Kind mit jedem neuen Entwicklungsschritt begegnet.

Vielleicht erinnern Sie sich noch dunkel daran, wie sehr Sie ins Schwitzen gekommen sind, als Sie zum ersten Mal eine Schleife gebunden haben? Oder wie stolz Sie waren, als Sie gelernt haben, von einer Mauer zu hüpfen? Da die bewusste Erinnerung oft erst mit vier oder fünf Jahren einsetzt, fällt es den meisten Erwachsenen schwer, sich in die Wirklichkeit eines Säuglings oder Kleinkindes hineinzuversetzen. Wir nehmen die riesigen Fortschritte, die in dieser Zeit stattfinden, oft als Selbstverständlichkeit wahr oder sind ungeduldig, wenn ein Kind länger als andere braucht, bevor ihm bestimmte Handlungen zuverlässig gelingen. Nur das Erreichen einiger weniger Fähigkeiten lässt unser Herz besonders hoch schlagen: das erste Lächeln, die ersten Schritte ohne fremde Hilfe, das erste Wort. Dabei gibt es noch so viel mehr Veränderungen, die Beachtung verdienen! Wir sind nur noch nicht daran gewöhnt, gezielt nach ihnen Ausschau zu halten. Wenn Sie den eigenen Blick für die Entwicklung von Kindern schulen und Fortschritte bewusst wahrnehmen, macht die Begleitung der Kleinen noch mehr Freude. Denn wenn man genau hinschaut, tut sich fast täglich etwas.

Jedes Kind hat dabei seine eigenen Talente und sein eigenes Tempo: Das eine fängt früh an zu reden, das andere stellt sich eher auf die Füße. Und jedes Kind kommt als kleine Persönlichkeit zur Welt: Das eine geht alles langsam an, das andere ist kaum zu bremsen. Kinder sind von Anfang an sehr verschieden und sie entwickeln sich auf ihre ganz persönliche Art und Weise. Wenn wir einzelnen Kindern wirklich gerecht werden wollen, müssen wir solche Besonderheiten wahrnehmen und achten.

Auch wenn das Entwicklungstempo variieren mag – die Abfolge, in der bestimmte Fähigkeiten erworben werden, ist in der Regel nicht beliebig. Das kann man sich leicht an ein paar ganz einfachen Beispielen klarmachen: Wohl kaum ein Kind wird den ersten Schritt alleine tun, ohne vorher selbstständig stehen zu können. Und nur äußerst selten passiert es, dass ein Kind gleich in ganzen Sätzen spricht, ohne vorher irgendwann zunächst Laute von sich gegeben zu haben. Entwicklung lässt sich für viele Bereiche als stufenweiser Aufbau von Teilfähigkeiten beschreiben. Keine Fähigkeit taucht plötzlich aus dem Nichts auf. Fast immer gibt es Vorstufen, die erst erreicht werden müssen, bevor scheinbar plötzlich ein großer Fortschritt deutlich wird.

Entwicklungspsychologen studieren die Reihenfolge, in der wichtige Fähigkeiten erworben werden, und versuchen zu verstehen, wie diese Fähigkeiten aufeinander aufbauen. Sie machen sich auch Gedanken darüber, wie man Kinder am besten unterstützen kann, den nächsten Entwicklungsschritt zu tun. Wie bereits mehrfach betont, ist das A und O dabei, dass das einzelne Kind in seinem individuellen Entwicklungsstand richtig gesehen wird. Wer das Kind unterschätzt (z. B. aus Sorge, es könnte etwas passieren), tut ihm keinen Gefallen, weil es mit bestimmten Herausforderungen und Entwicklungsgelegenheiten gar nicht in Kontakt kommt. Wer das Kind überschätzt (z. B. aus dem unbewussten Wunsch heraus, der eigene Sohn/die eigene Tochter müsse das beste Kind von allen sein und sich am schnellsten entwickeln), überfordert es und macht es zur Projektionsfläche seiner eigenen Bedürfnisse, anstatt ihm wirklich gerecht zu werden. Um zu wissen, was man zu einer gegebenen Zeit von einem Kind erwarten kann, vergleichen viele Eltern die Fähigkeiten ihres Kindes aus Unsicherheit mit denen anderer Kinder gleichen Alters. Manche schauen auch in Normtabellen nach, in denen genau steht, wann welche Fähigkeit typischerweise auftaucht. Solche Tabellen helfen einzuschätzen, ob sich das Kind schneller oder langsamer als andere entwickelt, aber sie helfen leider überhaupt nicht, wenn man wissen möchte, wie man das einzelne Kind momentan am besten fördern und fordern kann. Dafür braucht man vor allem eines: einen unvoreingenommenen Blick für das, was ist.

Ständige Vergleiche mit anderen richten den Blick auf das, was sein soll, und nicht auf das, was ist. Eine geglückte Begleitung setzt aber voraus, dass wir bereit sind, uns erst einmal auf den Entwicklungsweg des einzelnen Kindes einzulassen und genau zu beobachten, wo das Kind steht. Nur dann können wir versuchen, für das Kind passende Entwicklungsgelegenheiten zu schaffen. Genau aus diesem Grund wurde im Buch auch ganz bewusst auf jede Form von Altersangaben verzichtet, die sagen, was das Kind zu einer gegebenen Zeit schon können sollte. Stattdessen liegt der Schwerpunkt darauf, für verschiedene Lebensbereiche deutlich zu machen, welche Entwicklungsschritte typischerweise aufeinanderfolgen, und zu erklären, woran man sie erkennt, warum sie wichtig sind und wie man Kinder unterstützen kann, den nächsten Schritt zu tun. Wie Sie noch erfahren werden, gibt es aber durchaus eine Möglichkeit, Ihre Beobachtungen im Nachhinein mit Normen zu vergleichen, wenn das wirklich wichtig ist (z. B. wenn Sie Sorge haben, dass das Kind entwicklungsverzögert ist). Dazu später mehr.

Aufbau des Buches

Das Buch ist entsprechend der verschiedenen Entwicklungsbereiche, die angesprochen werden, in acht Kapitel gegliedert. Jedes Kapitel informiert über bedeutsame Fortschritte in dem betreffenden Bereich. Das gilt für (1) die *Grobmotorik*, (2) die *Feinmotorik*, (3) die *Wahrnehmung*, (4) das *Denken*, (5) die *Sprache*, (6) *soziale Beziehungen*, (7) die *Selbstregulation* und (8) *Gefühle*. Die Auswahl dieser Bereiche richtet sich nach neuesten entwicklungspsychologischen Erkenntnissen und nach praktischen Erwägungen.

Zu Beginn jedes der acht Kapitel finden Sie eine allgemeine Einführung mit einem ganz knappen Überblick über die wichtigsten Veränderungen innerhalb der ersten Lebensjahre. Die verschiedenen Lebensbereiche sind dann noch einmal in Teilbereiche untergliedert. So werden zum Beispiel innerhalb des Kapitels „Selbstregulation" die Teilbereiche *Gefühle*, *Impulse*, *Schlaf* und *Ausscheidungen* unterschieden.

Für jeden Teilbereich werden dann eine ganze Reihe von Fähigkeiten dargestellt, die ein Kind typischerweise in einer bestimmten Reihenfolge erwirbt. Diese Fähigkeiten werden „Meilensteine" genannt. Insgesamt enthält das Buch *111 Meilensteine*. Dabei sei ausdrücklich betont, dass es sich lediglich um eine Basissammlung handelt. Auch wenn es in den ersten Lebensjahren noch viel mehr Fähigkeiten gibt, die Kinder hinzugewinnen, wurde ganz bewusst eine begrenzte Auswahl getroffen, damit Sie als Beobachter nicht die Übersicht verlieren. Denn wenn man zu viel auf einmal beachten muss, entstehen leicht Verwirrung und Unsicherheit.

Bei der Auswahl geeigneter Meilensteine war ein wichtiges Kriterium, dass man die Fähigkeit auch ohne großes Vorwissen oder intensives Training im Alltag beobachten kann. Außerdem braucht man zur Überprüfung kein spezielles Testmaterial. Die Formulierung der Meilensteine ist für motorische Bereiche leichter als für geistige Bereiche. Deshalb gibt es auch besonders viele Meilensteine für die Grob- und Feinmotorik, aber eher weniger für die Wahrnehmungs- und Denkentwicklung. Geistige Prozesse spiegeln sich allerdings in vielen anderen Bereichen wider, wie etwa in der Sprache oder in sozialen Beziehungen. Einige Meilensteine wurden aus anderen entwicklungsdiagnostischen Instrumenten übernommen, im vorliegenden Fall aber noch präziser definiert, damit Sie prüfen können, ob ein Kind die fragliche Fähigkeit wirklich schon besitzt oder noch nicht. Andere Meilensteine wurden ganz neu formuliert, weil sich erst in den letzten Jahren herausgestellt hat, dass sie wichtige Hinweise auf die weitere Entwicklung geben.

Die ausgewählten Meilensteine sind innerhalb jedes Teilbereichs so geordnet, dass später auftauchende Fähigkeiten typischerweise auch später aufgelistet sind. So steht unter der Überschrift *Schlaf* im Kapitel „Selbstregulation" als Erstes der Meilenstein „Nachts durchschlafen" und erst danach „Nur ein Zwischenschlaf pro Tag", weil Kinder typischerweise erst lernen, nachts durchzuschlafen, bevor sie lernen, mit einer Schlafpause am Tag auszukommen. Es ist aber ganz wichtig, sich immer klarzumachen, dass die Reihenfolge nur innerhalb der Teilbereiche (nicht der übergeordneten Bereiche) gilt und im Einzelfall durchaus auch einmal anders aussehen kann. Manchmal kommt es sogar vor, dass einzelne Meilensteine ganz übersprungen werden. Jedes Kind hat seinen eigenen Entwicklungsweg!

Damit Sie sich im Buch leicht zurechtfinden können, sind die Doppelseiten zur Beschreibung der Meilensteine alle gleich aufgebaut: Auf der linken Seite finden Sie eine genaue Beschreibung der Fähigkeit, die Ihnen helfen soll, die Verhaltensweise sicher zu erkennen und auch zu verstehen, worin für das Kind die besondere Herausforderung besteht. Ergänzt wird diese durch Hinweise zur Frühförderung, damit Sie das Kind darin unterstützen können, den nächsten Schritt zu tun. Auf der rechten Seite sehen Sie jeweils ein Kind, das gerade das interessierende Verhalten ausführt. Daneben steht kurz zusammengefasst, um welche Fähigkeit es sich handelt.

Unter „heutiges Datum" können Sie den Tag notieren, an dem Sie eine bestimmte Seite gelesen und darüber nachgedacht haben, ob die hier beschriebene Fähigkeit vom Kind schon gekonnt wird oder nicht. Darunter befindet sich eine Zeile für die erste Bestandsaufnahme. In die beiden Zeilen rechts können Sie je ein Datum eintragen, an dem Sie das beschriebene Verhalten konkret beobachtet haben.

Sie können das Buch am Stück lesen oder abends einfach zum Spaß darin blättern, wenn Sie etwas über den Aufbau wichtiger Fähigkeiten in der frühen Kindheit lernen wollen. Es ist aber auch möglich, das Buch zu nutzen, um die Entwicklung einzelner Kinder systematisch zu beobachten und zu dokumentieren. Auf diese Weise erstellen Sie für das Kind ein ganz persönliches Entwicklungstagebuch, in dem es später nachvollziehen kann, wann es welche Fähigkeiten erworben hat. Wie das geht, wird im Folgenden erklärt.

Dokumentation von persönlichen Entwicklungsverläufen

So wie man aufschreiben kann, wann das Kind seinen ersten Zahn bekommt, kann man auch festhalten, wann es beispielsweise zum ersten Mal alleine die Treppe hinabgestiegen ist, aus einer Tasse getrunken, ein Problem gelöst, einen ganzen Satz gesprochen, mit anderen zusammen etwas gebaut oder mitfühlend reagiert hat. Es kann sehr hilfreich sein, diese Informationen verfügbar zu haben, um sich mit anderen darüber auszutauschen (z. B. wenn die Krippenerzieherin Elterngespräche führt oder wenn das Kind zur Vorsorgeuntersuchung dem Kinderarzt vorgestellt wird). Besonders bedeutsam werden solche Beobachtungen, wenn Anlass zur Sorge besteht, dass die Entwicklung einen ungewöhnlichen Verlauf nimmt. Da man dies oft erst relativ spät erkennt, macht es Sinn, von Beginn an zu notieren, wenn neue Fähigkeiten auftauchen. Wie bereits erläutert, wurde im Buch selbst ganz bewusst auf die Darstellung von Normtabellen oder konkreten Altersangaben verzichtet. Sie werden dem Kind am ehesten gerecht, wenn Sie nicht über Altersangaben nachdenken. Es gibt aber die Möglichkeit, nach einer bestimmten Dauer der Dokumentation zu prüfen, ob wirklich alles in Ordnung ist. Voraussetzung dafür ist, dass die eigene Beobachtung sehr systematisch erfolgt.

Wenn Sie vorhaben, die Entwicklung eines bestimmten Kindes ganz regelmäßig und genau zu dokumentieren, empfiehlt es sich, dass Sie das Buch zunächst komplett lesen. Am Ende des Buches finden Sie eine Kurzskala, die sich MONDEY nennt und alle Meilensteine zusammenfasst, die im Entwicklungstagebuch ausführlich beschrieben sind. Die Buchstabenkombination MONDEY steht dabei für **M**ilestones **o**f **N**ormal **D**evelopment in **E**arly **Y**ears („Meilensteine der normalen Entwicklung in den ersten Lebensjahren"). Der Titel ist auf Englisch formuliert, weil das Instrument in verschiedenen Ländern zum Einsatz kommen soll. Lesen Sie sich zunächst die *Hinweise zur Nutzung der Kurzskala* durch und tragen Sie alle Ihre Beobachtungen direkt in die Kurzskala ein. Wenn Sie sich dabei gewissenhaft an die Vorgaben halten, besteht später die Möglichkeit, diese Daten auf der MONDEY-Internetplattform einzugeben und sich eine persönliche *Entwicklungsgeschichte*, einen *Entwicklungskalender* oder ein *Entwicklungsprofil* für das beobachtete Kind erstellen zu lassen. Genauere Informationen hierzu erhalten Sie unter **www.mondey.de**. Hier können Sie auch weitere

Exemplare der Kurzskala herunterladen oder bestellen, falls Sie die Entwicklung von mehr als einem Kind mithilfe von MONDEY dokumentieren möchten.

Wenn Sie das Entwicklungstagebuch in erster Linie nutzen wollen, um gelegentlich darin zu blättern und sich zu informieren, in welcher Reihenfolge bestimmte Fähigkeiten typischerweise auftauchen, kommen Sie ohne die Kurzskala aus. Wann immer Ihnen auffällt, dass das Kind eine neue Fähigkeit zeigt, tragen Sie einfach das Datum auf der Seite ein, auf der der Meilenstein ausführlich beschrieben wird. Hier finden Sie auch Platz für persönliche Anmerkungen. Selbstverständlich können Sie beide Formen der Dokumentation (auf den Meilenstein-Seiten und in der Kurzskala) auch parallel nutzen.

Es macht wirklich sehr viel Freude, die Entwicklung von Kindern bewusst zu verfolgen! Mit diesem Buch möchte ich allen, denen Babys und Kleinkinder besonders am Herzen liegen, helfen, dieses Bewusstsein zu schärfen. Wenn Sie sich ernsthaft darauf einlassen, ein Entwicklungstagebuch für ein bestimmtes Kind zu erstellen, werden Sie feststellen, dass Sie am Ende viel mehr entdeckt haben, als auf den Seiten dieses Buches geschrieben steht. Die Auswahl der Meilensteine, die ich vorgenommen habe, mag begrenzt sein – nicht aber die Anzahl der Entwicklungsschritte, die Sie bei jedem einzelnen Kind beobachten können, wenn Sie einmal damit begonnen haben, genau hinzusehen. Nutzen Sie das Buch als Sprungbrett Ihrer persönlichen Entwicklung zum genauen Beobachter und Kenner der unglaublichen Fortschritte, die sich in den ersten Lebensjahren vollziehen.

Viel Freude beim Lesen!

Grobmotorik

Motorik ist die Fähigkeit, sich zu bewegen. Während viele Säugetiere schon wenige Stunden nach der Geburt in der Lage sind, aufzustehen und selbstständig ihre Umgebung zu erkunden, gilt das nicht für Menschenkinder. Babys sind „Nesthocker". Von alleine können sie sich noch nicht einmal umdrehen. Auf dem Rücken liegend gleichen sie kleinen Käfern, die mit den Beinchen (oder Ärmchen) rudern können – viel mehr ist noch nicht möglich.

Innerhalb der ersten Lebensjahre ändert sich das jedoch sehr schnell! So kann jedes normal entwickelte dreijährige Kind rollen, kriechen, stehen, laufen, balancieren, hüpfen und werfen. Dafür muss es seine Muskulatur kräftigen und verschiedene Bewegungsabläufe einüben. Reifung und Erfahrung hängen dabei eng zusammen: Die Muskeln brauchen Zeit, sich zu entwickeln. Ein Neugeborenes ist noch viel zu schwach, um seinen Kopf zu heben, den Rücken stramm zu halten oder gar auf eigenen Beinen zu stehen. Die Muskeln, die es dafür braucht, reifen aber nur dann, wenn sie auch beansprucht werden. Ein Kind, das immer nur liegt oder getragen wird, wird sich grobmotorisch langsamer entwickeln als ein Kind, das sich viel bewegt.

Außer Muskeln muss sich auch die Fähigkeit entwickeln, die Bewegung verschiedener Gliedmaßen gut zu koordinieren. Vielleicht erinnern Sie sich noch daran, wie schwer es war zu lernen, wie man Dreirad fährt, auf einer Schaukel schaukelt oder im Wasser schwimmt? Das hängt weniger damit zusammen, dass man so viel Kraft für diese Tätigkeiten braucht, als vielmehr damit, dass man wissen muss, wie genau die Bewegung verschiedener Körperteile aufeinander abgestimmt werden soll. Grobmotorik erfordert Kraft, Erfahrung und Ausdauer!

Man kann Kinder zwar unterstützen, sich neue Fähigkeiten anzueignen, aber jede Hilfe wird nur dann effektiv sein, wenn das Förderangebot zur rechten Zeit kommt. Laufübungen werden ein Kind im Alter von fünf Monaten nicht dazu bringen, alleine zu gehen, während die gleichen Übungen ein paar Monate später durchaus sinnvoll sind. Auch das freie Sitzen kann das Kind nicht zu jeder beliebigen Zeit lernen, sondern erst, wenn die Rückenmuskulatur stark genug dafür ist. Startet man zu früh, kann das sogar schädliche Folgen haben! Es geht also darum, für jeden Entwicklungsstand die passenden Herausforderungen zu finden.

Allgemeine Trends der grobmotorischen Entwicklung

Die motorische Entwicklung von Kindern lässt sich durch zwei allgemeine Trends beschreiben: Mit dem *cephalo-caudalen Trend* („vom Kopf zum Schwanz") ist gemeint, dass Kinder als Erstes lernen, die Nackenmuskeln so anzuspannen, dass sie ihren Kopf von einer Unterlage anheben und halten können, dann ihren Rücken und ihre Armmuskulatur stärken, um sich im Liegen von einer Unterlage abzustützen, und erst am Schluss Kontrolle über ihre Beine gewinnen, so dass sie zum Rollen, Robben, Krabbeln oder Stehen und am Ende auch zum Laufen, Hüpfen oder Springen in der Lage sind. Ihre Körperbeherrschung entwickelt sich sozusagen

„von oben nach unten". Das ist aber nicht der einzige Entwicklungstrend.

Mit dem *proximo-distalen Trend* („von innen nach außen") ist gemeint, dass Kinder erst ihren Rumpf (Bauch und Rücken) kontrollieren, später die Arm- und Beinbewegungen und am Schluss die Hände und Finger oder ihre Füße und Zehen. (Die Bewegungskontrolle über Hände und Finger wird später im Kapitel „Feinmotorik" noch genau besprochen.) Natürlich sind das alles nur sehr allgemeine Beschreibungen, aber sie helfen dennoch, die vielen einzelnen kleinen Entwicklungsschritte, die man in den ersten Lebensjahren beobachten kann, zu ordnen.

Beziehung der Grobmotorik zu anderen Lebensbereichen

Die Fähigkeit, sich einen Überblick zu verschaffen und sich im Raum fortzubewegen, hat beachtliche Auswirkungen auf andere Entwicklungsbereiche: Erst wenn das Kind seinen Kopf frei wenden kann, erschließt sich die Umwelt seiner Wahrnehmung in vollem Umfang. Es kann sich nach Geräuschen umdrehen oder Objekte mit dem Blick verfolgen. Erst wenn das Kind selbstständig seine Position im Raum bestimmen kann, kommt es an alle möglichen Dinge heran, die es interessieren. Es kann sich von Zimmer zu Zimmer bewegen, sich besser alleine beschäftigen oder anderen folgen. Es wird dadurch aber auch mehr Gefahren begegnen. Deshalb kommt es nun häufiger zu Ermahnungen und Begrenzungen. Diese neuen Erfahrungen beeinflussen die Wahrnehmung, die Denkentwicklung, die sozialen Beziehungen, die Selbstregulation und die Gefühle. Alles hängt zusammen.

Was Sie beim Umgang mit den folgenden Meilensteinen beachten sollten

Auf den folgenden Seiten finden Sie Beschreibungen einzelner Fähigkeiten, die mit der Grobmotorik zusammenhängen. Wir beginnen mit der Kontrolle über die Kopf- und Rumpfmuskulatur, kommen dann zu den Beinen und machen anschließend mit der Fortbewegung weiter: Zunächst geht es um die Fortbewegung am Boden, danach um die Fortbewegung im Stehen. Auch die Balance ist Thema. Zu den fortgeschrittenen Übungen gehören hier das Hüpfen, Werfen und Fangen. Alle geschilderten Fähigkeiten lassen sich im Alltag leicht beobachten und sind wichtig für die weitere Entwicklung.

Wenn Sie das Buch einfach aus Interesse an der frühkindlichen Entwicklung lesen, macht es Ihnen vielleicht Spaß, sich Gedanken darüber zu machen, wie die verschiedenen Teilfähigkeiten zusammenhängen oder welche weiteren Meilensteine in die Sammlung aufgenommen werden könnten. Wenn Sie mithilfe des Buches die Entwicklung eines ganz konkreten Kindes verfolgen möchten, lesen Sie bitte unbedingt die Hinweise zur Dokumentation, die Sie in der Einleitung finden, und nutzen Sie am besten die MONDEY-Kurzskala am Ende des Buches! Sie können auch Eintragungen auf den Buchseiten selbst vornehmen. Falls Sie eine Bestandsaufnahme vornehmen möchten, tragen Sie das heutige Datum ein und entscheiden Sie, ob die Fähigkeit gekonnt wird (Haken) oder nicht (Strich). Eine Bestandsaufnahme sollte nach Möglichkeit am Stück (das heißt für alle Meilensteine im Buch hintereinander) vorgenommen und nach wenigen Tagen abgeschlossen werden. Wurde die Bestandsaufnahme schon gemacht und das Kind hat den Meilenstein zu diesem Zeitpunkt noch nicht erreicht, können Sie später, wenn Sie das Verhalten zum ersten Mal beobachten, das entsprechende Tagesdatum eintragen. Zeigt das Kind das Verhalten an einem anderen Tag noch einmal, wird das zweite Datum notiert. Wollen Sie Ihre Entwicklungsdokumentation später auswerten, so ist es erforderlich, dass Sie die Überprüfung der bis dahin noch nicht erreichten Meilensteine mindestens alle zwei Wochen einmal durchführen.

Beachten Sie ganz allgemein, dass jedes Kind seine ganz eigene Entwicklungslinie hat. So kann es durchaus sein, dass bestimmte Fähigkeiten von einem Kind gar nicht gezeigt werden. Nicht alle Kinder krabbeln, bevor sie laufen, und mitunter finden sich höchst einfallsreiche Formen der Fortbewegung, die in keinem Buch stehen.

Gerade im Hinblick auf die Grobmotorik lässt sich das Entwicklungstempo nur bedingt beeinflussen. Es ist daher nicht sinnvoll, die Fähigkeiten eines einzelnen Kindes ständig mit Normtabellen zu vergleichen oder zu viel „Training" durchzuführen. Jedes Kind hat sein eigenes Tempo! Weil am Ende aber alle Kinder, bei denen keine Behinderung vorliegt, das Laufen und andere grobmotorische Fähigkeiten erlernen, dürfen Erwachsene, die die Kinder begleiten, sich entspannen und sich einfach mit den Kindern an ihren Fortschritten freuen. Wenn Sie wissen, welche Entwicklungsschritte aufeinanderfolgen, wird es Ihnen leichter fallen, Veränderungen zu erkennen.

Kopfkontrolle

1 Das Köpfchen alleine heben

Der Kopf von Babys ist groß und schwer, wenn man ihn ins Verhältnis zum gesamten Körper setzt. Ihn zu heben, kostet viel Kraft. Es ist daher eine enorme Leistung, wenn es einem Baby erstmals gelingt, den Kopf selbstständig von der Unterlage zu lösen und oben zu halten. Warum sollte es diese Anstrengung auf sich nehmen? Ein kleines Baby verbringt zunächst viel Zeit in Bauchlage. Hier sind seine Möglichkeiten, die Umwelt neugierig zu erkunden, eingeschränkt. Es wird schnell langweilig. Wenn man nicht immer auf die gleiche Seite schauen möchte oder sich vom rechten auf das linke Ohr legen will, muss man erst lernen, den Kopf zu heben. Kinder, denen das gelingt, sind normalerweise auch in der Lage, den Kopf nicht nach hinten fallen zu lassen, wenn man sie an den Händen von der Rückenlage zum Sitzen hochzieht. Für beides braucht man eine kräftige Nacken- und Rückenmuskulatur.

Hinweise zur Förderung: Als Erwachsener können Sie das Baby unterstützen, indem sie Anreize schaffen, den Kopf von der Unterlage zu lösen. Lagern Sie das Kind dafür in Bauchlage mit dem Kopf nach vorn auf der Wickelkommode, stellen Sie sich in Augenhöhe davor, und locken Sie es mit Ihrer Stimme. Oder legen Sie interessante Spielzeuge so auf eine Unterlage, dass das Baby sie nur sehen kann, wenn es den Kopf anhebt. Das macht am meisten Sinn, wenn das Kind schon von selbst mit dem Abstützen begonnen hat. Dann ist der beste Zeitpunkt, es zusätzlich zu ermutigen und sich mit ihm zu freuen, wenn die Anstrengung zum Ziel führt! Achten Sie darauf, dass das Kind sein Gesicht oder seinen Kopf nicht verletzen kann, falls es zwischendurch aufgibt und sich fallen lässt. Die Unterlage sollte aber flach und fest sein. Den Kopf von einem Kissen zu heben, ist viel schwerer als von einer Decke oder Matratze.

1 Das Köpfchen alleine heben

Kind liegt auf dem Bauch, hält die Arme angewinkelt neben dem Körper und hebt sein Köpfchen aus eigener Kraft so hoch, dass das Kinn nicht mehr die Auflage berührt. Diese Position kann es mehr als drei Sekunden halten.

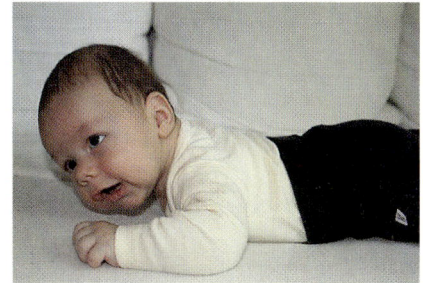

Grobmotorik

heutiges Datum: _____   1. Beobachtung am _____

gekonnt? (– /✓) _____   2. Beobachtung am _____

Notizen

2 Den Kopf frei bewegen

Da unsere Augen fest im Kopf verwachsen sind, können wir den Blick nur begrenzt durch Augenbewegungen verändern und müssen auch unseren Kopf mitdrehen, wenn wir Dinge scharf sehen wollen, die sich nicht innerhalb eines schmalen Winkelbereichs vor unserer Nase befinden. Für Babys erschließt sich mit der Kopfkontrolle die Möglichkeit, interessante Dinge, die sich aus ihrem Blickfeld heraus bewegen, mit den Augen zu verfolgen. Dafür muss die Nackenmuskulatur gestärkt werden. Anfangs sind die Kopfbewegungen ruckartig und es kann leicht passieren, dass der schwere Kopf zur Seite kippt. In den ersten Lebenswochen ist es daher sehr wichtig, den Nacken des Kindes stets gut abzustützen, wenn man es trägt!

Hinweise zur Förderung: Möchten Sie das Kind fördern, Kopfkontrolle zu erwerben, dann warten Sie am besten, bis es sich in Bauchlage bereits gut aufstützen kann, denn das ist ein Zeichen dafür, dass die Nackenmuskulatur bereits kräftig genug ist, den Kopf zu halten. Wenn das Kind auf dem Rücken liegt, können Sie nun versuchen, es an beiden Händen langsam hochzuziehen. Lässt es das Köpfchen dabei nicht mehr nach hinten hängen, sondern hält es zwischen den Schultern, dann stimmt die Körperspannung. Halten Sie es von nun an häufig mit dem Blick nach vorn gerichtet auf dem Schoß und setzen sich an Plätze, wo sich Menschen oder Objekte vorbeibewegen. Das Kind wird von ganz alleine üben, seinen Kopf zu wenden. Wenn es gerade erst damit beginnt, seine Nackenmuskulatur zu kräftigen, wird es sich zunächst mit dem Hinterkopf an Ihrer Brust anlehnen und den Kopf gestützt drehen. Sobald Sie merken, dass es schon stark genug dafür ist, den Kopf auch alleine zu balancieren, fordern Sie es ruhig immer wieder dazu auf, indem Sie Ihre Körperhaltung so ändern, dass der Kopf für eine kurze Zeit frei gehalten werden muss.

2 Den Kopf frei bewegen

Kind kann seinen Kopf frei halten und bewegen, wenn es in einem Kinderstuhl oder auf dem Schoß sitzt. Wenn man seinen Körper ein wenig schräg hält, gleicht es diese Bewegung mit dem Kopf aus. Der Kopf wackelt kaum oder gar nicht, wenn das Kind ihn dreht.

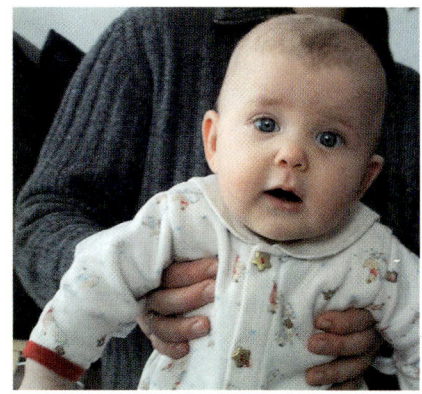

Grobmotorik

heutiges Datum: _____ 1. Beobachtung am _____

gekonnt? (– /✓) _____ 2. Beobachtung am _____

Notizen

Rumpfkontrolle

3 Sich in Bauchlage mit gestreckten Armen aufstützen

Diese Fähigkeit erfordert viel Muskelarbeit des Oberkörpers. Neben dem Nacken sind jetzt auch die Schultern, die Arme und der untere Rücken beteiligt. Die Hände und Handgelenke halten das Gewicht des Oberkörpers – gleichzeitig steigt die Beweglichkeit des Kopfes, der nun flexibel in jede Richtung gewendet werden kann. Das Kind verschafft sich so einen Überblick über das, was vor ihm liegt. Ist es bereits geübt darin, sich in Bauchlage auf den gestreckten Armen abzustützen, wird es bei nächster Gelegenheit versuchen, einen Arm von der Unterlage zu lösen, um nach einem Spielzeug zu greifen, das vor ihm liegt. Notieren Sie das erste Beobachtungsdatum, wenn Sie sehen, dass nicht nur der Kopf, sondern auch der Oberkörper mit gestreckten Armen von der Unterlage abgehoben wird und das Kind diese Position mehr als drei Sekunden halten kann!

Hinweise zur Förderung: Wollen Sie das Kind ermutigen, Arme, Brust, Schultern und Kopf von der Unterlage zu lösen, dann schaffen Sie Anreize! Lagern Sie es auf dem Bauch und lassen Sie interessante Dinge vor seinem Kopf passieren. Angenehme neue Geräusche, die nicht weit vom Kopf entfernt zu hören sind, regen Anfänger dazu an, den Kopf nach oben zu recken. Lieblingsspielzeuge, die das Baby gerne haben möchte, geben dem schon geübten Kind Impulse, einen Arm von der Unterlage zu lösen und nach dem Spielzeug zu greifen. Dabei hilft es, wenn die Unterlage nicht zu weich und nicht zu hart ist. Eine weiche Matte macht die Übung besonders anstrengend und ein Steinboden macht sie besonders gefährlich, denn es kann immer noch passieren, dass der Kopf auf den Boden fällt, wenn die Kraft nicht mehr reicht. Wenn das Kind einen vollen Bauch hat oder müde ist, wird es wenig Lust auf diese Anstrengung haben. Wählen Sie lieber einen Zeitpunkt, wenn das Kind ausgeruht und aufmerksam ist!

3 Sich in Bauchlage mit gestreckten Armen aufstützen

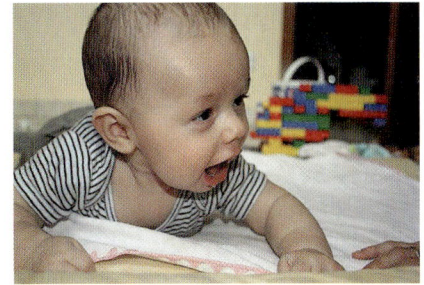

Kind liegt auf dem Bauch. Es stützt sich mit beiden Armen gestreckt von der Unterlage ab und hebt seinen Rücken an, um den Kopf aufrecht zu halten. Schultern und Brust liegen für mehr als drei Sekunden nicht mehr auf der Unterlage.

Grobmotorik

heutiges Datum: _____ 1. Beobachtung am _____

gekonnt? (– /✓) _____ 2. Beobachtung am _____

Notizen

4 Alleine sitzen

Alleine frei sitzen zu können, ist eine sehr wichtige Fähigkeit, die voraussetzt, dass der Kopf durch die Nackenmuskeln gut kontrolliert werden kann, dass der Rücken bereits stark genug ist, um den schweren Kopf zu tragen, und dass die Körperbalance weit genug entwickelt ist, damit das Kind die Schultern und Arme bewegen kann, ohne sich aus dem Gleichgewicht zu bringen. Nun erschließt sich für das Kind ein ganz neues Aktionsfeld: Es hat den vollen Überblick über seine Umwelt und gleichzeitig sind die Arme frei, um Dinge zu greifen. Oft kippt es anfangs um, wenn es im Sitzen versucht, sich seitwärts nach einem Spielzeug auszustrecken. Solche Erfahrungen helfen, die Körperbalance zu entwickeln. Sobald das Kind seine Fähigkeit zum Rollen mit der Fähigkeit zum Abstützen kombiniert, wird es auch in der Lage sein, sich selbstständig aus dem Liegen aufzusetzen. Für das Erreichen dieses Meilensteins genügt es aber, wenn das Kind fähig ist, mindestens drei Sekunden frei zu sitzen (ohne sich anzulehnen oder gestützt zu werden).

Hinweise zur Förderung: Das Kind zu früh frei sitzen zu lassen, ist wenig sinnvoll und kann sogar schaden. Der Rücken bleibt krumm, es wird immer wieder umfallen oder zusammensacken. Das tut nicht gut und ist frustrierend. Wenn das Kind auf dem Schoß sitzt (mit dem Rücken angelehnt) und Sie es an den Händen nehmen und ein wenig nach vorn ziehen, können Sie gut prüfen, ob es sich schon aus eigener Kraft im Sitzen halten kann. Wenn ja, wird es diese Anregung gerne aufgreifen, und sobald es balanciert ist, können die Hände losgelassen werden. Fällt das Kind unter diesen Umständen, kann man es auffangen, ohne dass ihm etwas passiert. Achten Sie einmal darauf, wie Ihr Kind genau sitzt: Hat es die Beine im „V-Sitz" vor sich ausgestreckt oder hält es sie parallel? Sind die Knie seitlich abgewinkelt? In welcher Position fühlt es sich sicher?

4 Alleine sitzen

Kind kann für mindestens drei Sekunden auf einer Unterlage sitzen, ohne sich anzulehnen, im Rücken gehalten/ gestützt zu werden oder sich mit den Händen festhalten zu müssen. Es sitzt auf dem Po, der Rücken ist gerade, die Beine sind ausgestreckt oder angewinkelt.

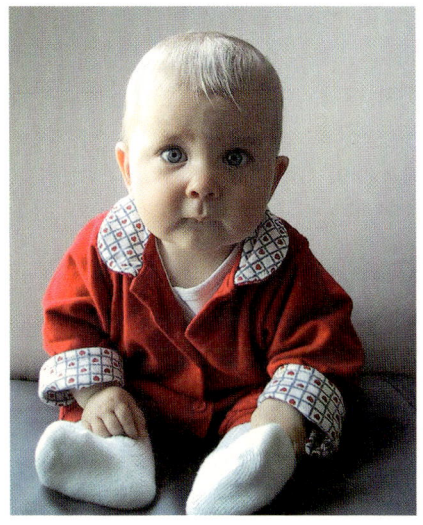

Grobmotorik

heutiges Datum: _____ 1. Beobachtung am _____

gekonnt? (– /✓) _____ 2. Beobachtung am _____

Notizen

5 Sich alleine zum Stand hochziehen

Wenn das Kind frei sitzen kann, fehlt ihm noch ein wichtiger Baustein in der Vorbereitung auf den aufrechten Gang: das Hochziehen in den Stand. Dafür benötigt es neben kräftigen Arm- und Beinmuskeln auch Geduld beim Üben. Denn die ersten Versuche schlagen oft noch fehl, und das Kind landet wieder auf dem Po oder kippt zur Seite. Manchmal wird es nicht beachten, dass es sich den Kopf stoßen kann, wenn es sich irgendwo hochzieht, oder dass der Gegenstand, an dem es sich gerade hochgezogen hat, nicht stabil ist. Natürlich rutschen Kinder auch immer wieder mit den Händen ab, wenn sie sich an einer Kante nach oben ziehen. Auch wenn fast jedes Kind die eine oder andere schmerzvolle Erfahrung dabei macht – die wenigsten lassen sich durch solche Schwierigkeiten aus dem Konzept bringen. Sie versuchen es immer weiter und lernen auf diese Weise ganz nebenbei einiges über ihre Umwelt, zum Beispiel, dass sich Dinge mit Rollen wenig eignen, um Standübungen durchzuführen.

Hinweise zur Förderung: Als Erwachsener unterstützen Sie das Kind am besten, indem Sie sich nicht groß einmischen und ihm somit Gelegenheit geben, seine eigenen Erfahrungen zu machen. Ermunternde Zurufe steigern die Motivation. Ängstliche Blicke oder Ausrufe bewirken das Gegenteil. Wer sich Sorgen macht, kann sich in der Nähe des Kindes aufhalten, um es notfalls aufzufangen oder abzusichern. Ansonsten machen die Kinder alles selbst. Gerade zu Beginn, wenn ein Kind noch sehr unsicher ist, nutzt es mit Vorliebe den Körper eines Erwachsenen, um sich daran hochzuziehen. Hier hat es gleichzeitig ein geeignetes Klettergerüst und die Sicherheit, aufgefangen zu werden.

5 Sich alleine zum Stand hochziehen

Kind kann sich aus dem Sitzen heraus an Möbeln oder anderen Gegenständen zum Stand hochziehen, ohne dabei umzufallen.

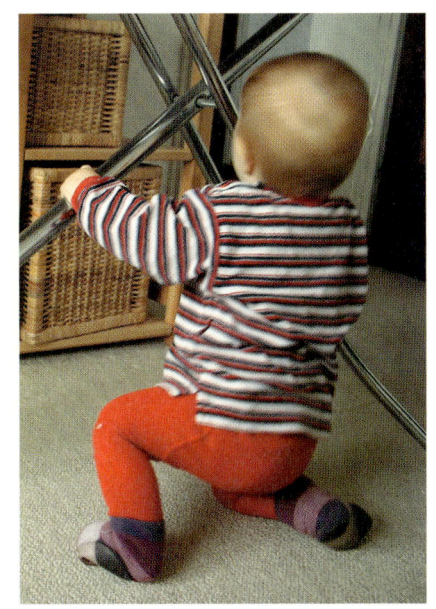

Grobmotorik

heutiges Datum: _____   1. Beobachtung am _____

gekonnt? (– /✓) _____   2. Beobachtung am _____

Notizen

6 Stehen mit Festhalten

Schon Neugeborene kann man an ihren Armen in den Stand hochziehen. Das ist hier aber nicht gemeint! Erst müssen die Beinmuskeln so weit gekräftigt sein, dass sie das Körpergewicht alleine halten können. Nun braucht das Kind noch Körperbalance. Sind die Beine im Verhältnis zum restlichen Körper noch sehr kurz, fällt es ganz besonders schwer, balanciert zu stehen. Deshalb hält das Kind sich zunächst über eine längere Phase noch an Personen oder Gegenständen fest. Es nutzt diese Stütze nicht, um sich hochzuziehen, sondern um die Balance zu halten. Ob wackelig oder nicht: Auf den eigenen Füßen zu stehen, ist eine bedeutsame Vorübung für das Laufen. Erst wenn der Stand auf beiden Beinen sicher gelingt, wird das Kind sich auch trauen, eigene Schritte zu machen. Notieren Sie das erste Beobachtungsdatum, wenn das Kind sich alleine an einem Gegenstand festhalten kann und mindestens drei Sekunden lang nicht umfällt.

Hinweise zur Förderung: Die meisten Kinder lieben es, im Stehen an beiden Händen gehalten zu werden. Sobald sie sich auf ihre Körperkraft verlassen können, machen sie die Beine dabei nicht mehr steif, sondern finden Vergnügen daran, in den Knien zu wippen und sich immer wieder von der Auflage abzustoßen oder an der Hand erste Schrittbewegungen zu machen. Ist das Kind schon etwas standsicher, können Sie es immer mal wieder ein wenig aus dem Gleichgewicht bringen (z. B. leicht zur Seite ziehen), um es so aufzufordern, die Bewegung auszugleichen. Damit das Stehen irgendwann alleine klappen kann, sollte auch die Rumpfmuskulatur weiter gekräftigt werden. Denn schließlich muss sie den ganzen Körper aufrecht halten. Das braucht Zeit. Bleiben Sie deshalb geduldig, wenn das Kind immer wieder Ihre Hilfe einfordert! Es will nur üben, irgendwann auf seinen eigenen Füßen zu stehen. Ein fester ebener Boden ist die beste Übungsfläche!

6 Stehen mit Festhalten

Kind kann auf eigenen Beinen mindestens drei Sekunden stehen, wenn es sich mit nur einer Hand an einem Gegenstand festhält.

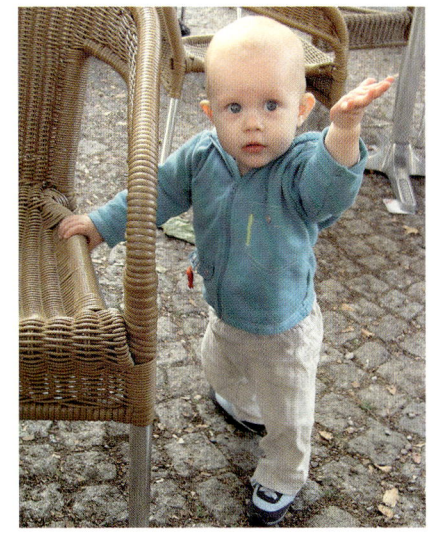

Grobmotorik

heutiges Datum: _____ 1. Beobachtung am _____

gekonnt? (– /✓) _____ 2. Beobachtung am _____

Notizen

Beinkontrolle

7 Alleine stehen

Stellen Sie sich vor, Sie stehen auf einem Schwebebalken oder auf einem Surfbrett. Es macht einen sehr großen Unterschied, ob wir uns dabei irgendwo mit einer Hand festhalten können oder nicht. Wir sind es einfach nicht gewöhnt, auf einem solchen Untergrund zu stehen. Deshalb fühlen wir uns unsicher. Beides macht uns wackelig und lässt uns leicht schwanken. Genauso geht es einem Kind, das zum ersten Mal den sicheren Halt der Möbelkante oder einer Hand loslässt. Dabei ist fast vorprogrammiert, dass es kurze Zeit später auf seinen Po fällt – aber die wenigen Sekunden, die es frei steht, liefern seinem Gehirn wichtige Informationen zur Schulung des Gleichgewichtsgefühls. Wiederholte Erfahrungen derselben Art führen irgendwann dazu, dass es sich im freien Stand sicher fühlt – auch ohne helfende Hand oder festen Halt in der Nähe.

Hinweise zur Förderung: Weil das freie Stehen viel mit Selbstvertrauen zu tun hat, sollten Erwachsene nicht zu ängstlich reagieren, wenn das Kind den sicheren Halt vorübergehend aufgibt, sondern ihm Zutrauen in seine eigenen Fähigkeiten vermitteln. Auch scheint es wenig sinnvoll, sofort helfend die eigene Hand auszustrecken, weil man dem Kind so die Chance nimmt, eine eigene Balance zu finden. In diesem Fall gilt: Weniger ist mehr! Sind andere Kinder oder Haustiere in der Nähe, macht es Sinn, diese für einen Moment fernzuhalten, damit das Kind sich auf seinen eigenen Körper konzentrieren kann und nicht aus Versehen umgeschubst wird. Und natürlich ist es auch gut, wenn sich in der Nähe keine spitzen Gegenstände befinden, an denen sich das Kind beim Fallen verletzen könnte. Eine freie Bodenfläche mit weichem (aber nicht zu weichem) Untergrund ist besonders geeignet, das freie Stehen zu üben.

7 Alleine stehen

Kind kann seine Hände von einer Unterstützung lösen und für mindestens drei Sekunden frei stehen, ohne sich an einer Person oder einem Gegenstand festzuhalten.

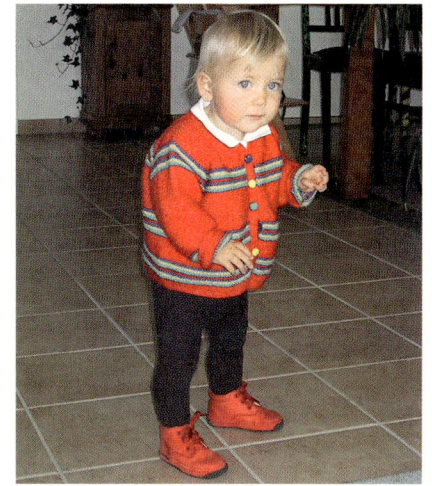

Grobmotorik

heutiges Datum: _____ 1. Beobachtung am _____

gekonnt? (– /✓) _____ 2. Beobachtung am _____

Notizen

8 Sich selbstständig auf dem Boden rollen

Eine der ersten Fortbewegungsarten, die die meisten Kinder entwickeln, ist das Rollen. Es beginnt, indem Kinder, die sich in Bauchlage abstützen, einen der beiden Arme einknicken lassen, sich mit dem anderen abstoßen und dann zunächst Oberkörper und Kopf kontrolliert zur Seite fallen lassen, um anschließend den Rumpf und die Beine nachzuziehen. Beim ersten Mal sind Kinder oft überrascht über das, was mit ihnen passiert. Aber die meisten gewinnen schnell Freude daran, sich selbst in eine neue Position zu bringen. Dabei gibt es nur ein Problem: Was macht man, wenn man auf dem Rücken liegt und wieder auf den Bauch rollen möchte? Hier ist die Schulter im Weg. Es erfordert ein gehöriges Maß an Körperkontrolle, zunächst die Bauchmuskeln anzuspannen, die Beine und die Hüfte seitwärts zu schwingen, sie dann im richtigen Moment wieder zu strecken und den Oberkörper zu drehen. Rasch müssen anschließend die Arme angezogen werden, um nicht mit der Nase auf dem Boden zu landen. Notieren Sie bitte erst dann das Datum, wenn beide Arten des Rollens selbstständig gezeigt werden können.

Hinweise zur Förderung: Um das Kind in seinem Bemühen zu stärken, zeigen Sie ihm ein attraktives Spielzeug, wenn es auf dem Bauch liegt und sich gerade mit den Armen abstützt. Bringen Sie das Spielzeug dann langsam auf eine Seite außerhalb seiner Reichweite, so dass es sich drehen muss, um ihm wieder nahe zu sein. Am Anfang sollten Sie helfen, die Rollbewegung auszuführen. Achten Sie darauf, beide Seiten abzuwechseln! Meist klappt das Rollen vom Bauch auf den Rücken früher als das Rollen vom Rücken auf den Bauch. Ganz wichtig dabei ist, dass Sie dem Kind später auch Zeit lassen, das Rollen alleine auszuprobieren. Wird der Frust allerdings zu groß und das Kind beginnt zu weinen, sollten Sie es ruhig sanft unterstützen.

8 Sich selbstständig auf dem Boden rollen

Kind kann sich ohne fremde Hilfe vom Rücken auf den Bauch drehen *und* vom Bauch auf den Rücken. Drehen in eine Richtung genügt nicht. Das Kind nutzt das Rollen absichtsvoll, um sich fortzubewegen.

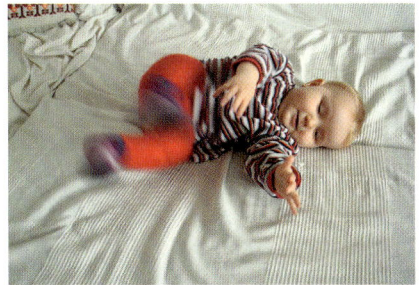

Grobmotorik

heutiges Datum: _____ 1. Beobachtung am _____

gekonnt? (– /✓) _____ 2. Beobachtung am _____

Notizen

9 Vorwärts auf allen vieren

Die bekannteste Art, sich auf allen vieren fortzubewegen, ist das Krabbeln. Viele Kinder entwickeln die Fähigkeit zu krabbeln zufällig. Wenn sie auf dem Bauch liegen und sich mit aufgestützten Armen nach hinten drücken, dabei den Po anheben und die Knie anwinkeln, kommen sie in den Vierfüßlerstand. In dieser Stellung wippen sie vor und zurück, bis sie entdecken, wie das Krabbeln funktioniert: Erst muss eine Hand gehoben und weiter vorn wieder abgesetzt werden. Dann ist das gegenüberliegende Bein dran. Anschließend passiert das Ganze auf der anderen Seite. Dieser Bewegungsablauf erfordert eine gezielte Koordination verschiedener Gliedmaßen beider Körperhälften. Mediziner betonen, dass beim Krabbeln selbst feine Rückenmuskeln gestärkt werden. Manche Fachleute behaupten sogar, dass das Krabbeln auch für die Intelligenzentwicklung wichtig sei. Dafür gibt es aber noch keine überzeugenden Hinweise. Manche Kinder entwickeln andere Fortbewegungsarten. Sie ziehen sich im Liegen mit beiden Armen nach vorn und schieben dann die Beine nach. Sie robben oder kriechen im Liegen oder Sitzen. Es gibt zahlreiche Möglichkeiten, den Raum zu erobern! Sobald Arme und Beine beteiligt sind und es vorwärts geht, sind die Kriterien für den Meilenstein „Vorwärts auf allen vieren" erreicht.

Hinweise zur Förderung: Wollen Sie das Kind zum Krabbeln anregen, können Sie es in Bauchlage leicht am Bauch anheben, damit es in den Vierfüßlerstand kommt, oder Sie legen es auf einen etwas größeren Ball, damit es üben kann, sich mit seinen Händen und Armen vorn abzustützen. Sie können das Kind natürlich auch locken, sich in eine bestimmte Richtung zu bewegen, und sich mit ihm freuen, wenn es ihm gelungen ist, auf eine andere Art vorwärts zu kommen. Oder Sie machen ihm die richtige Bewegung selbst vor.

9 Vorwärts auf allen vieren

Kind bewegt sich selbstständig und frei auf dem Boden gezielt in eine bestimmte Richtung. Es benutzt dafür seine Arme und Beine. Es kann kriechen, robben oder/und krabbeln. Es bewegt sich mindestens drei Meter fort.

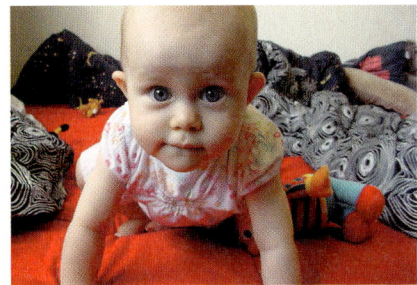

Grobmotorik

heutiges Datum: _____ 1. Beobachtung am _____

gekonnt? (– / ✓) _____ 2. Beobachtung am _____

Notizen

10 An Möbeln und Gegenständen entlang gehen

Kinder, die sich schon alleine an Gegenständen hochziehen können, gewinnen damit einen erweiterten Überblick über ihre Umgebung. Sie sehen plötzlich Dinge, die eine „Etage" höher liegen. Haben sie gleichzeitig einen festen Stand entwickelt, entsteht ein neues Motiv: im Stehen irgendwo hinzukommen. Dazu müssen sie abwechselnd erst die Hand lösen und damit ein Stück zur Seite greifen, dann ihr Gewicht verlagern, dann einen Fuß anheben (und nur auf dem anderen Bein alleine stehen) und rasch zur gleichen Seite schieben, dann die zweite Hand nachziehen und das zweite Bein vom Boden lösen. Wie das Krabbeln erfordert also auch die Fortbewegung an Gegenständen koordinierte Bewegungen beider Arme und Beine. Nicht alle Bewegungsabläufe kann das Kind gleich beim ersten Mal richtig ausführen. Es kann noch leicht den Halt verlieren und umkippen. Gerne nutzen Kinder ihren Aufenthalt im Gitterbettchen oder Laufstall, um sich an den Stangen hochzuziehen und daran entlang zu wandern. Die Stangen versprechen sicheren Halt und die Bodenauflage einen weichen Fall. Notieren Sie das erste Beobachtungsdatum, wenn es dem Kind gelungen ist, drei Schritte in die gleiche Richtung an Möbeln oder Ähnlichem entlang zu gehen, ohne dabei umzufallen.

Hinweise zur Förderung: Wieder werden Erwachsene dem Kind am ehesten helfen, wenn sie ihm Selbstvertrauen und Sicherheit vermitteln. Ein interessantes Spielzeug oder ein Fläschchen, in einigem Abstand zum Kind auf dem Couchtisch platziert, kann einen Anreiz dafür schaffen, sich in diese Richtung auf den Weg zu machen. Ist der Anreiz allerdings zu attraktiv, mag es passieren, dass das Kind nach dem Gegenstand greifen will, seine Hand von der Kante löst und dabei die Balance verliert. Ein Teppich unter dem Tisch kann größeren Schaden beim Stürzen verhindern.

10 An Möbeln und Gegenständen entlang gehen

Kind steht alleine, während es sich an Möbeln oder an Gegenständen festhält. Es wandert an den Möbeln/Gegenständen entlang (z. B. an den Stangen eines Laufgitters oder an der Tischkante) und macht dabei mindestens drei Schritte zur gleichen Seite.

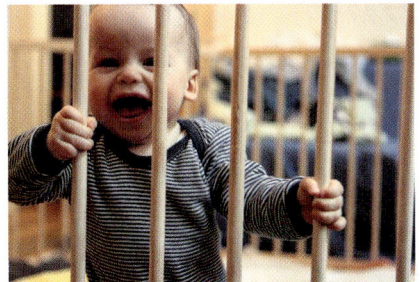

Grobmotorik

heutiges Datum: _____   1. Beobachtung am _____

gekonnt? (– / ✓) _____   2. Beobachtung am _____

Notizen

11 Vorwärts laufen

Schon Neugeborene verfügen über einen „Schreitreflex". Zieht man sie an den Händen in eine aufrechte Position, so dass nur die Füße eine Auflage berühren, werden sie von sich aus ein Bein nach dem anderen anheben. Dieser Reflex verliert sich normalerweise wieder, bevor das Laufenlernen beginnt, aber er zeigt, dass die Natur uns auf das Gehen vorbereitet hat.

Es ist für Erwachsene oft ein großer Moment zu sehen, wie ein Kind seine ersten Schritte alleine macht. Dafür braucht es einen einigermaßen sicheren Stand und muss sich außerdem trauen, ein Bein anzuheben und sein Gewicht zu verlagern. Während die ersten freien Schritte oft noch recht „stolprig" oder „torkelig" sind und mehr einem Pinguingang als dem Gang eines Menschen ähneln, zeigen Kinder, die alleine mehrere Schritte hintereinander laufen können, bereits eine gute Körperkoordination und gewinnen innerhalb von kurzer Zeit Sicherheit in dieser Form der Fortbewegung. Jetzt sind sie in der Lage, ohne fremde Hilfe schnell von einem Raum in den anderen zu gelangen und ihren Bezugspersonen hinterher- oder wegzulaufen. Es beginnt eine neue Phase der Erkundung und der Selbstständigkeit.

Hinweise zur Förderung: Am liebsten üben Kinder das Laufen, wenn sie von einem Erwachsenen zum anderen gelangen können. Offen ausgebreitete Arme und ein lachendes Gesicht wirken motivierend. Sie vermitteln Zutrauen und die Garantie, aufgefangen zu werden, wenn etwas schiefgeht. Wenig hilfreich scheinen dagegen Laufgestelle, mit deren Hilfe sich das Kind zwar schreitend von einem Ort zum anderen bewegen kann, dabei aber nicht lernt, sein eigenes Körpergewicht in der Balance zu halten.

11 Vorwärts laufen

Kind steht frei und macht von dieser Position aus mindestens drei Schritte hintereinander vorwärts, ohne sich irgendwo festzuhalten oder abzustützen.

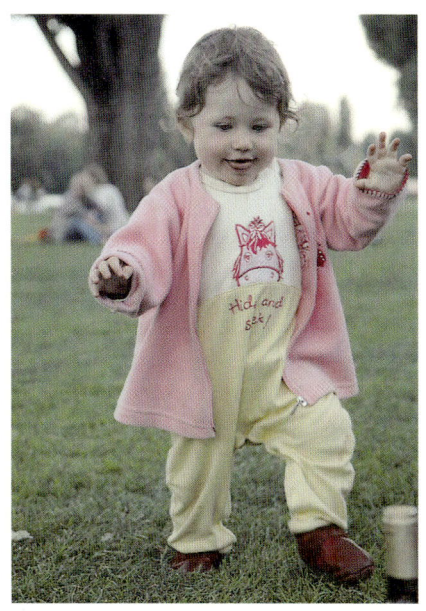

heutiges Datum: _____   1. Beobachtung am _____

gekonnt? (– / ✓) _____   2. Beobachtung am _____

Notizen

12 Rückwärtsschritte machen

Das Rückwärtslaufen ist wichtig, um vor etwas zurückzuweichen, das man gleichzeitig im Blick behalten muss, etwa wenn man eine Straße überqueren möchte, aber merkt, dass doch ein Auto kommt, oder wenn sich ein Hund nähert, von dem man lieber Abstand halten will. Auch im Sport, wenn man einen Ball fangen will, der etwas zu weit geflogen ist, wird das Rückwärtsgehen wichtig. Weil diese Art der Bewegung so ungewohnt ist, braucht das Kind schon einige Routine im Vorwärtslaufen, bevor es sich traut, die ersten Schritte rückwärts zu gehen. Anfangs lassen sich viele Kinder einfach auf den Po fallen, wenn sie vor etwas zurückweichen. Das hat allerdings den großen Nachteil, dass man sich dann erst wieder aufrichten muss, um vom Fleck zu kommen. Eine Alternative besteht darin, sich umzudrehen und in die Gegenrichtung zu laufen. Das ist aber auch unpraktisch, weil man das, vor dem man zurückweicht, nicht mehr im Blick hat. Irgendwann finden deshalb alle Kinder heraus, wie man ein paar Schritte rückwärts machen kann, ohne umzufallen. Beherrscht das Kind diese neue Gangart, so durchläuft es nicht selten eine Phase, in der es scheinbar sorglos einfach aus Spaß rückwärts geht, ohne über mögliche Hindernisse nachzudenken. Nach einigen unerwarteten Zusammenstößen werden die Kinder aber von alleine vorsichtiger.

Hinweise zur Förderung: Wenn Erwachsene einem Kind helfen wollen, das Rückwärtslaufen zu üben, sollten sie erst damit anfangen, wenn es bereits sicher vorwärts laufen kann. Zu Beginn ist es nützlich, mit dem Kind an der Hand zusammen nur ein bis zwei Schritte rückwärts zu gehen. Später kann man das Ganze auch nebeneinander tun, ohne sich an den Händen zu halten.

12 Rückwärtsschritte machen

Kind steht frei im Raum und bewegt sich mit mindestens drei Schritten hintereinander rückwärts, ohne sich irgendwo festzuhalten oder abzustützen.

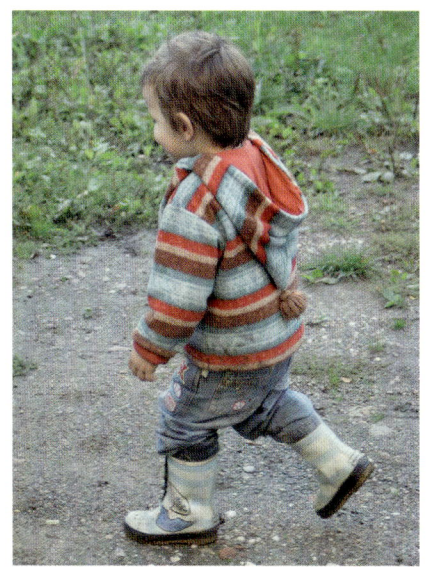

Grobmotorik

heutiges Datum: _____   1. Beobachtung am _____

gekonnt? (– /✓) _____   2. Beobachtung am _____

Notizen

13 Treppensteigen

Es ist wesentlich leichter, auf ebener Erde einen Fuß vor den anderen zu setzen, als dies auf einer Treppe zu tun. Denn beim Treppensteigen muss das Kind sein Gewicht in zwei Ebenen (vorn/hinten, oben/unten) gleichzeitig verlagern. Außerdem sind die Treppenstufen im Vergleich zur Körpergröße riesig. Stellen Sie sich nur einmal vor, Sie müssten eine Treppe mit Stufen, die Ihnen jeweils bis zum Knie reichen, überwinden. Das ist alles andere als einfach! Die meisten Kinder, die schon laufen können, haben eine natürliche Angst vor räumlicher Tiefe und erobern Treppen daher zunächst rückwärts auf allen vieren, auch wenn sie schon stehen können. Doch Achtung! Es gibt auch Draufgänger, die sich ohne Hemmungen jedem Absatz vorwärts nähern und ihn dann im Sturzflug überwinden. Hier hilft nur ein wachsames Auge oder ein Treppengitter. Wenn Kinder anfangen, Treppenstufen stehend zu überwinden, halten sie sich zunächst an der Wand oder am Geländer fest und setzen beide Füße auf jeder Stufe ab. Schon bald sind sie mutiger und versuchen, immer nur einen Fuß auf jede Stufe zu stellen. Weil das Absteigen besonders schwierig ist, kommt es in der Regel später dran. Erst wenn das Treppensteigen in beide Richtungen funktioniert und das Kind dabei aufrecht steht (Abstützen an der Wand oder/und zwei Füße auf einer Stufe sind erlaubt), gilt der hier beschriebene Meilenstein als erreicht.

Hinweise zur Förderung: Erwachsene helfen Kindern, das Treppensteigen zu erlernen, wenn sie sie an die eine Hand nehmen und ihnen erlauben, sich mit der anderen am Geländer festzuhalten. So gewinnt das Kind gefahrlos ein Gefühl für die Tiefe der Stufen und wird – wenn es alleine auf der Treppe ist – vorsichtig sein. Später sollte man es auch alleine gehen lassen und sich nur zur Sicherheit in der Nähe aufhalten.

13 Treppensteigen

Kind kann in aufrechter Position und ohne fremde Hilfe (aber möglicherweise mit Abstützen an der Wand oder am Geländer) mindestens drei Treppenstufen aufwärts *und* drei Treppenstufen abwärts gehen. Eine Richtung genügt nicht.

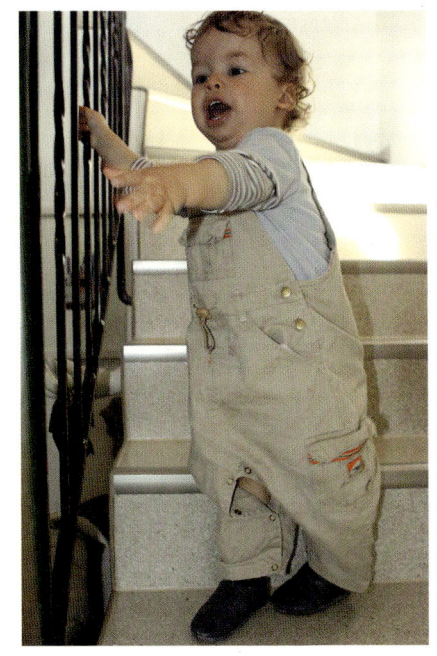

Grobmotorik

heutiges Datum: _____ 1. Beobachtung am _____

gekonnt? (– /✓) _____ 2. Beobachtung am _____

Notizen

14 Bücken und Aufrichten im freien Stand

Kann ein Kind noch nicht sicher stehen, möchte aber etwas vom Boden aufheben, lässt es sich in der Regel erst auf den Popo fallen, greift den gewünschten Gegenstand und kommt danach wieder auf die Beine. Beim Aufrichten geht das Kind normalerweise erst auf die Knie, lässt dann die Hände am Boden, während es sich auf die Füße stellt, streckt die Beine anschließend und richtet sich nun langsam nach oben auf, um das Gleichgewicht nicht zu verlieren. Bei diesem Vorgang übt es automatisch, die Balance zu wahren. Zu Beginn klappt das natürlich nicht immer und es plumpst wieder auf das Hinterteil. Aber wenn das Aufrichten sicher funktioniert, wird es auch nicht mehr lange dauern, bis das Kind in der Lage ist, sich aus dem freien Stand nach unten zu beugen und danach aufrecht zu stehen. Zum Glück sind die Wege für Kleinkinder noch nicht allzu weit! Wenn Sie prüfen möchten, ob das Kind schon zum Bücken und Aufrichten in der Lage ist, legen Sie etwas Interessantes auf den Boden und beobachten Sie, ob das Kind sich den Gegenstand holt, ohne sich vorher zu setzen.

Hinweise zur Förderung: Erwachsene haben nicht viel zu tun, außer die Kinder bei ihren Bemühungen freundlich zu begleiten. Den Rest machen die Kleinen von ganz alleine, denn auf dem Boden gibt es immer wieder etwas zu entdecken und aufzuheben. Fällt den Kindern beim Laufen etwas runter, sollten Sie nicht sofort hinzueilen, um den Gegenstand für das Kind wieder aufzuheben. Ermutigen Sie es lieber, das selbst zu tun! Davon hat es mehr. Man kann das Aufsammeln von Dingen (z. B. Bauklötzen, Steinchen, Blumen) leicht in Alltagssituationen einbauen und so natürliche Trainingssituationen schaffen.

14 Bücken und Aufrichten im freien Stand

Kind steht frei und bückt sich nach vorn, greift etwas auf dem Boden oder fasst an seine Füße und richtet sich wieder auf, ohne dabei umzufallen.

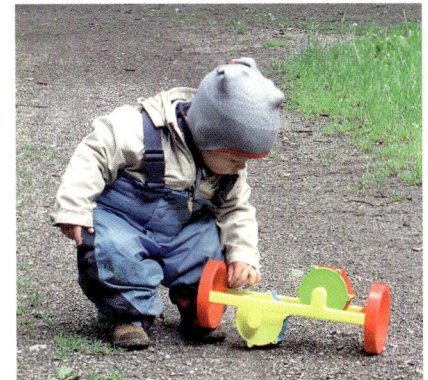

Grobmotorik

heutiges Datum: _____   1. Beobachtung am _____

gekonnt? (– /✓) _____   2. Beobachtung am _____

Notizen

15 Frei auf einem Bein stehen

Das Stehen ist – so wie das Rückwärtslaufen und das Treppensteigen auch – Ausdruck einer gesteigerten Körperbalance, die immer dann wichtig wird, wenn das Kind aus dem Gleichgewicht kommt und mit einem Bein den Halt am Boden verliert. Hat es bereits geübt, auch nur auf einem Bein zu stehen, wird es nicht mehr so leicht fallen, wenn es geschubst wird. Auch wenn es besondere Schritte machen muss (z. B. einen hohen Absatz überwinden oder einen weiten Schritt über eine Pfütze machen), hilft die Balance auf einem Bein, solche Situationen zu meistern. Obwohl die eigentlichen Hüpfspielchen typischerweise erst im Kindergartenalter an Beliebtheit gewinnen, macht es unter Umständen auch schon den Kleinen Spaß, zunächst mal zu üben, einfach nur auf einem Bein zu stehen. Bitte notieren Sie das erste Beobachtungsdatum aber erst, wenn die Balance wirklich für mindestens drei Sekunden gehalten wird.

Hinweise zur Förderung: Kinder, die so weit sind, dass sie das Stehen auf einem Bein schaffen, haben durchaus Spaß daran, diese Kompetenz zu üben. Am besten klappt dies, wenn ihnen jemand vormacht, wie das geht, oder wenn die Fähigkeit eingebettet ist in ein Bewegungsspiel (z. B. Lied: „Ein Männlein steht im Walde auf einem Bein …"). Dann wollen die meisten Kinder probieren, ob sie das auch schon schaffen. Dabei ist ihr Erfahrungsschatz mit ähnlichen Situationen inzwischen so groß, dass sie ganz gut abschätzen können, ob es funktionieren kann. Klar ist aber auch: Wer diese Fähigkeit gezielt übt, wird darin immer besser. Für Erwachsene ist es interessant zu beobachten, ob es ein Lieblingsstandbein gibt. Fortgeschrittene Einbeiner kann man auch dazu anleiten, auf einem Bein stehend etwas vom Boden aufzuheben oder wie ein Flieger vorgebeugt zu stehen.

15 Frei auf einem Bein stehen

Kind hebt im freien Stand (ohne sich irgendwo festzuhalten) eines seiner Beine vom Boden und hält in dieser Position mindestens drei Sekunden die Balance, ohne den zweiten Fuß wieder abstellen zu müssen.

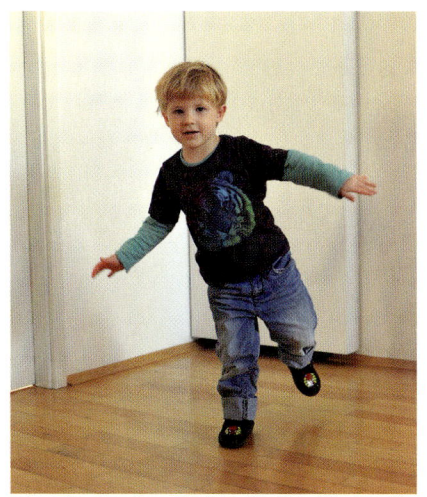

heutiges Datum: _____   1. Beobachtung am _____

gekonnt? (– / ✓) _____   2. Beobachtung am _____

Notizen

16 Ohne Festhalten auf der Stelle hüpfen

Mit dem Springen kommt noch eine neue Bewegungsmöglichkeit hinzu, die für Sport und Spiel von großer Bedeutung ist. Ohne die Fähigkeit, sich mit beiden Beinen ganz vom Boden zu lösen, kann man viele Hüpfspiele nicht mitmachen und nach keinem Ball springen. Auch wenn schon sehr junge Kinder mit Freude hüpfen, während man sie an beiden Händen festhält, zeigen sie dieses Verhalten nicht, sobald sie alleine stehen. Bei Anfängern kann man beobachten, dass sie noch nicht zu wissen scheinen, wie das Hüpfen funktioniert, oder dass sie sich einfach nicht trauen, den sicheren Boden freiwillig zu verlassen. Sie gehen möglicherweise in die Knie und setzen zum Sprung an, wagen es aber noch nicht, sich mit aller Kraft vom Boden abzudrücken. Auch beim Landen machen sich viele Kinder zunächst steif und lernen erst allmählich, dass man besser zum Stand kommt, wenn man eine federnde Bewegung macht. Notieren Sie das erste Beobachtungsdatum nur, wenn das Kind wieder sicher im Stand gelandet ist. Wer auf den Popo fällt, ist noch nicht so weit.

Hinweise zur Förderung: Eine gute Vorübung besteht darin, mit Kindern immer wieder Bewegungen zu machen, bei denen sie in den Knien federn. Ist dieser Bewegungsablauf selbstverständlich für sie geworden, so dass sie ihn auch im freien Stand sicher ausführen können, werden sie schon bald versuchen zu hüpfen. Das Hüpfen an der Hand nimmt dem Kind die Angst umzufallen. Ist das notwendige Selbstvertrauen vorhanden, probiert das Kind es auch eher mal alleine. Die größte Motivation schaffen gleichaltrige oder etwas ältere Spielkameraden, von denen man sich das Hüpfen abschauen kann. Eine weiche Matte oder Erde als Untergrund verhindert die Gefahr, sich zu verletzen.

16 Ohne Festhalten auf der Stelle hüpfen

Kind hüpft mit beiden Beinen gleichzeitig hoch, so dass die Füße nicht mehr den Boden berühren, und landet wieder sicher im Stand (nicht unbedingt an der gleichen Stelle wie vorher).

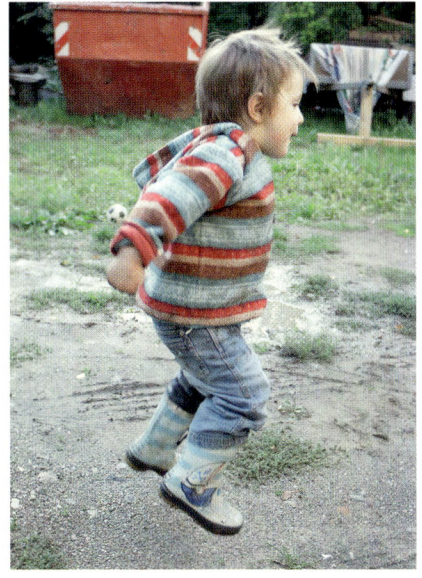

Grobmotorik

heutiges Datum: _____   1. Beobachtung am _____

gekonnt? (– /✓) _____   2. Beobachtung am _____

Notizen

Hüpfen und springen

17 Alleine von einer Stufe/einem Absatz springen

Das Springen hat auch die Funktion, größere Höhenunterschiede zu überwinden. Hier geht es vor allem darum, sich gut abstoßen und abfangen zu können. Wer die Beine steif lässt, wird fallen oder sich verletzen. Sehr bedeutsam beim Springen ist es daher, die Muskelbewegungen und den Einsatz der Muskelkraft der Beine so zu steuern, dass der Sprung gut abgefedert werden kann. Wie beim Stehen und Gehen, ist auch für das Springen von Absätzen Übung erforderlich! Im Unterschied zum Hüpfen im Stand muss die auf- und abwärts führende Bewegung hier mit einer Bewegung nach vorn koordiniert werden. Oft fallen Kinder, die noch unerfahren sind und von einer Kante springen, zunächst vornüber, weil sie ihren Schwung in diese Richtung unterschätzt haben. Aber solche „Fehleinschätzungen" sind wichtig, um daraus zu lernen und sich zu verbessern. Wann ein Kind beginnt, Höhenunterschiede hüpfend zu überwinden, hängt auch von seinem Selbstvertrauen und seiner Angst vor Verletzungen ab. Es geht also um weit mehr als nur Körperkontrolle!

Hinweise zur Förderung: Am besten fängt das Kind – abgesichert durch die Hand eines Erwachsenen – an, geringe Höhenunterschiede springend zu überwinden. Der Bordstein ist dabei ein guter Startpunkt, der Treppenabsatz die nächste Steigerung und später kommen dann auch kleine Mäuerchen oder Baumstämme im Wald dazu. Beim Spaziergang bieten sich vielfältige Gelegenheiten, das Springen zu üben. Aber Vorsicht! Gerade Kinder mit viel Bewegungsdrang überschätzen sich noch leicht und die Gefahr von Verletzungen ist beim Springen aus der Höhe wesentlich höher als bei jeglichem Stehen, Laufen oder Hüpfen. Draufgänger muss man bremsen, eher ängstliche Kinder ermutigen.

17 Alleine von einer Stufe/einem Absatz springen

Kind springt mit beiden Beinen gleichzeitig hoch, so dass die Füße nicht mehr den Boden berühren, überwindet im Sprung einen (kleinen) Absatz oder eine Stufe und landet wieder sicher im Stand.

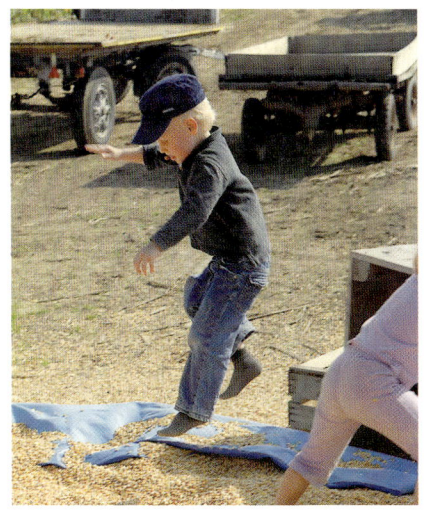

Grobmotorik

heutiges Datum: _____   1. Beobachtung am _____

gekonnt? (– /✓) _____   2. Beobachtung am _____

Notizen

18 Wegwerfen eines Gegenstandes

Schon die Allerkleinsten lassen gerne Dinge fallen und schauen ihnen dabei nach. Später stoßen sie Spielzeuge vom Körper weg. Werfen ist aber etwas ganz anderes und erfordert weitaus mehr! Um gut werfen zu können, muss das Kind einen Gegenstand sicher greifen und – vor allem – im richtigen Moment wieder loslassen. Dazwischen wird der Ellbogen auf Brusthöhe zunächst nach hinten gezogen und der Unterarm ganz an den Oberarm gewinkelt. Dann geht es darum, den Unterarm beschleunigt nach vorn zu führen und – während der Arm ausgestreckt ist – die Hand zu öffnen, damit das Wurfgeschoss in Zielrichtung fliegt. Kleinen Kindern ist dieser Bewegungsablauf zunächst noch nicht klar. Besondere Schwierigkeiten macht es ihnen, den richtigen Schwung zu finden und die Hand im richtigen Moment zu öffnen. Ihre ersten Wurfversuche sind daher selten erfolgreich. Erst ganz allmählich bekommen sie den Dreh heraus.

Hinweise zur Förderung: Je öfter Kinder Gelegenheit haben, einen Ball zu werfen und andere beim Werfen zu beobachten, desto eher werden sie ihre Fähigkeiten auf diesem Gebiet erweitern. Regelmäßige Ballspiele auf der Wiese oder der Straße sind daher notwendig, um ein guter Werfer zu werden. Weil jüngere Kinder Ziele noch nicht sicher treffen können, finden sie selten Spielkameraden gleichen Alters für ihre ersten Übungen. Erwachsene sind daher wichtige Partner. Doch Vorsicht! Kindern fehlt es anfangs an Erfahrung, um abzuschätzen, welche Wurfgeschosse andere Menschen verletzen können. Geben Sie ihnen daher am besten kleinere Bälle, die von einer Kinderhand gut gehalten werden können und nicht zu schwer und hart sind. Lassen Sie das Kind ruhig mit verschiedenen Ballarten experimentieren. Das schult ganz nebenbei auch das physikalische Denken.

18 Wegwerfen eines Gegenstandes

Kind hält ein Objekt über der Schulter (nicht vor der Brust!), streckt den Arm ganz nach vorn aus und wirft dabei das Objekt gezielt und mit Schwung in eine bestimmte Richtung. Das Objekt landet mindestens einen halben Meter entfernt.

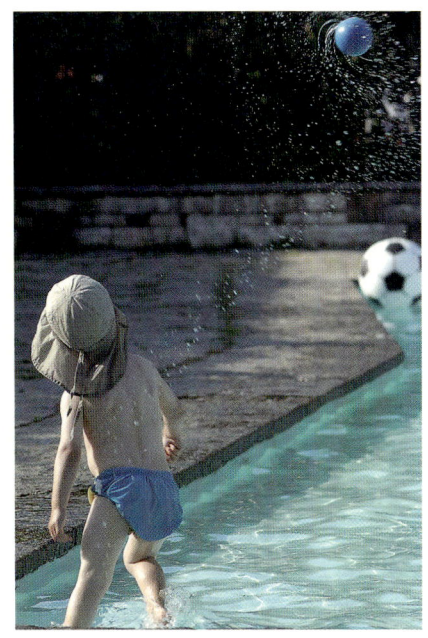

heutiges Datum: _____

gekonnt? (– / ✓) _____

1. Beobachtung am _____

2. Beobachtung am _____

Notizen

Grobmotorik

19 Ball mit den Armen fangen

Wenn Kinder das Fangen gerade erst lernen, strecken sie die Arme zum ankommenden Wurfgeschoss aus, scheinen sich zunächst aber noch nicht sicher zu sein, ob sie es abwehren oder auffangen wollen. Die Arme sind in der Regel noch nicht angewinkelt und die Öffnung der Hände ist noch nicht der Objektgröße angepasst. Vielmehr zeigen die Handflächen nach oben und die Arme werden wie ein Auffanggefäß genutzt. Erst nach einiger Erfahrung im Umgang mit fliegenden Objekten lernen Kinder, die Arme leicht gebeugt dem fliegenden Gegenstand entgegenzuhalten, das Wurfgeschoss mit den Händen zu umschließen und dann die Bewegung des Balles gegen den Körper mit den Armen abzufedern. Je mehr Übung sie haben, desto besser können sie am Ende auch schnell fliegende Objekte oder mit größerer Wucht ankommende Gegenstände auffangen, indem sie rasch reagieren und den ganzen Körper (auch die Beine) zum Abfedern des Schwunges benutzen.

Hinweise zur Förderung: Wie beim Werfen, so hilft auch beim Fangen Spiel- und Sporterfahrung am ehesten, Sicherheit im Umgang mit Bällen zu gewinnen. Wenn Erwachsene mit kleinen Kindern Ball spielen, sollten sie darauf achten, dass die Bälle nicht schwer und dafür weich sind und aus wechselnder Distanz mit geringer Geschwindigkeit auf das Kind zufliegen, damit es Zeit hat, seine Bewegungen darauf einzustellen. Idealerweise kommen die Bälle dabei weder zu flach noch zu steil an. Erst wenn das Kind schon etwas Sicherheit im Umgang mit dem Ball gewonnen hat, sollten der Winkel, die Wurfkraft und die Entfernung systematisch variiert werden.

19 Ball mit den Armen fangen

Kind kann einen Ball mittlerer Größe, der ihm aus kurzer Entfernung (mindestens ein Meter) zugeworfen wird, mit beiden Armen auffangen, ohne dass er auf den Boden fällt.

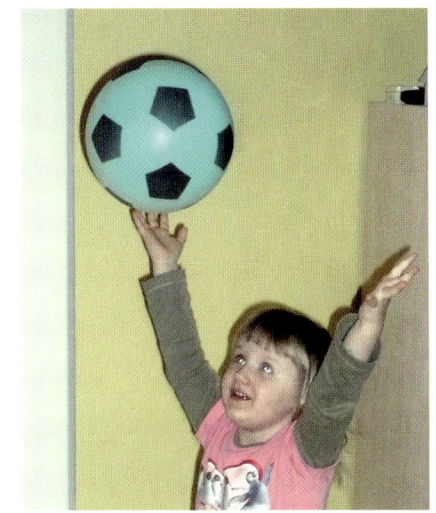

Grobmotorik

heutiges Datum: _____   1. Beobachtung am _____

gekonnt? (– /✓) _____   2. Beobachtung am _____

Notizen

Feinmotorik

Während die Grobmotorik bei der Erkundung des Fernraumes hilft, ist die Feinmotorik eher für die Erkundung des Nahraumes bedeutsam. Dabei spielt die Handkontrolle eine besondere Rolle. Kinder erforschen mit den Händen den eigenen Körper, sie greifen, halten, manipulieren und platzieren Gegenstände und sie lernen, mit Besteck, Stiften, Knöpfen, Schnüren und Reißverschlüssen umzugehen, um selbstständig essen oder malen, sich an- oder auszuziehen zu können. Ohne eine gute Feinmotorik ist es schwer, im täglichen Leben klarzukommen.

Allgemeine Trends der feinmotorischen Entwicklung

Da sich die Entwicklung hier vor allem auf die Hände konzentriert, lassen sich nur wenige allgemeine Trends benennen. So lernen Kinder zunächst, ihren Arm in die Richtung zu strecken, in der sie einen Gegenstand greifen wollen. Als Neugeborene öffnen sie ihre Hände, wenn sie entspannt sind und/oder am Handrücken gestreichelt werden. Sie schließen die Hände, sobald ein Objekt ihre Handinnenfläche berührt. Diese Prozesse laufen reflexhaft ab – was bedeutet, dass das Kind sie zunächst kaum willentlich steuern kann. Gerade sehr jungen Säuglingen fällt es äußerst schwer, einen Gegenstand, den sie einmal fest umschlossen haben, wieder loszulassen. Sie müssen erst lernen, die Hand bewusst wieder zu öffnen.

Das Greifen erfolgt anfangs mit der ganzen Hand. Alle Finger liegen parallel und führen gleichzeitig dieselbe Bewegung aus. Der Griff ist noch nicht gut auf die Objektgröße abgestimmt und nicht genau mit der Armbewegung koordiniert. Im Verlauf des ersten Lebensjahres werden Greifhandlungen jedoch immer zielgerichteter und feiner angepasst. Zunächst kann der Daumen eine andere Bewegung ausführen als die restlichen vier Finger (*Zangengriff*). Später gelingt es dem Kind sogar, kleine Perlen oder Haare zwischen Zeigefinger und Daumen zu fassen (*Pinzettengriff*). Innerhalb der Hand wird die Bewegung der einzelnen Finger immer unabhängiger.

Eine weitere interessante Veränderung betrifft das Zusammenspiel beider Hände. Während jede Hand zu Beginn eher unabhängig voneinander bewegt wird, kann das Kind die Bewegung beider Hände später immer gezielter koordinieren und es ist dann auch möglich, Gegenstände von einer in die andere Hand zu reichen oder mit zwei Händen, die Unterschiedliches tun, gemeinsam ein bestimmtes Ziel zu erreichen (z. B. einen Reißverschluss öffnen).

Beziehung der Feinmotorik zu anderen Lebensbereichen

Es liegt auf der Hand, dass gezielte Greifhandlungen etwas mit Sinnesentwicklung zu tun haben. Erst wenn das Kind Bewegung und Details der Form von Objekten gut erkennen kann, wird es seine Bewegungen gut daran anpassen können. Wie soll ein Baby, das noch nicht einmal scharf sieht, ein Haar zwischen seine Finger nehmen? Umgekehrt ist es erst bei gut entwickelter Feinmotorik möglich, Gegenstände von allen Seiten genau zu betrachten. Auch zur geistigen und sozialen Entwicklung bestehen enge Verbindungen: Die Ausführung von zielgerichteten Bewegungen mit der Hand verschafft dem Kind eine Vielzahl von Erfahrungsmöglichkeiten, die sein Denken und seine Neugier fördern. Je besser das Kind mit Werk- und Spielzeugen umgehen kann, desto eher wird es sich auch einmal längere Zeit alleine beschäftigen. Das erleichtert die Betreuungsarbeit und verändert so die sozialen Beziehungen. Schließlich wird vieles über die Bewegung der Hände durch Beobachtung in sozialen Situationen gelernt. Das Kind imitiert Handlungen, die es bei anderen sieht, und erweitert auch so seine feinmotorische Steuerung.

Was Sie beim Umgang mit den folgenden Meilensteinen beachten sollten

Was im vorhergehenden Kapitel zum Umgang mit den Textseiten und den Möglichkeiten der Dokumentation gesagt wurde, gilt auch für die Feinmotorik. Wir beginnen mit der Hand-Körper-Koordination, bei der es noch nicht um den Umgang mit Objekten geht, sondern einzig darum, wie die Hände zum Einsatz kommen, um den eigenen Körper zu untersuchen. Dann geht es um das Greifen (nicht reflexhaft, sondern willentlich gesteuert) und um das Halten von Objekten. Gelingt es dem Kind sicher, Gegenstände zu halten, fängt es bald an, sie zu manipulieren oder sie gezielt im Raum zu platzieren. Beides ist wichtig, um schließlich zu lernen, mit Dingen wie Trinkgefäßen, Löffeln oder Stiften umzugehen. Auch der Umgang mit Kleidung und die Bedienung von Knöpfen und Reißverschlüssen wollen gelernt sein, gehören aber schon zu den fortge-

Umgang mit den Meilensteinen

schrittenen Übungen beim An- und Ausziehen. Natürlich gibt es noch mehr wichtige Handlungen, die auch zur Feinmotorik gehören (wie etwa das Schleifebinden oder das Flechten und Schneiden mit einer Schere). Viele davon werden aber erst im Kindergartenalter gelernt und sind daher nicht in der MONDEY-Sammlung zu finden.

Schauen Sie sich zunächst alle Meilensteine zur Feinmotorik im Überblick an. Sie sind innerhalb jeder Teilfähigkeit grob in ihrer zeitlichen Abfolge dargestellt. Einzelne Kinder können aber durchaus eine andere Abfolge zeigen oder einzelne Meilensteine auslassen. Gerade bei jenen Fähigkeiten, die das Malen und An-/Auskleiden betreffen, spielt die Übung eine große Rolle. So kann es durchaus sein, dass manche Kinder eher selten Gelegenheit haben, selbstständig mit Reißverschlüssen oder Knöpfen umzugehen und diese Fähigkeiten daher vergleichsweise spät erwerben. Bei der Schulung aller feinmotorischen Fähigkeiten ist es sehr wichtig, dem Kind Gelegenheit und Zeit zu geben, Dinge selbst zu tun.

Hand-Körper-Koordination

20 Die Hand gezielt zum Mund führen

Einige Kinder lutschen bereits vor der Geburt Daumen, während andere nie ein solches Verhaltensmuster entwickeln. Haben Babys einmal die Möglichkeit entdeckt, an den eigenen Fingern zu saugen, werden sie immer wieder probieren, mit der Hand den Mund zu erreichen. Oft streichen sich Neugeborene dafür wie zufällig über das Gesicht, bevor der Daumen endlich den Mund findet. Man kann genau beobachten, wie aus einem zufälligen „Treffer" eine gezielte Bewegung wird. Die so entstehende Doppelempfindung am Gaumen und an der Hand ist förderlich für die Entwicklung der Selbstbewusstheit (siehe auch nächster Meilenstein).

Auch Babys, die lieber den Schnuller mögen, werden irgendwann versuchen, bewusst ihre Finger oder die ganze Faust in den Mund zu nehmen. Dieses Bewegungsmuster brauchen sie, um Objekte oder Nahrung mit den Lippen und der Zunge untersuchen und eventuell schlucken zu können. Zunächst wird aber der eigene Körper mit dem Mund erkundet. Damit man sagen kann, dass die Hand bewusst zum Mund geführt wird, muss das Kind die Bewegung mit den Augen verfolgt und den Mund bereits geöffnet haben, bevor die Hand ihr Ziel erreicht.

Hinweise zur Förderung: Ab wann das Kind die Hand gezielt zum Mund führt, lässt sich kaum von außen beeinflussen. Allerdings kann man sagen, dass Babys, denen Erwachsene von früh an bei jeder Gelegenheit einen Schnuller in den Mund stecken, etwas seltener Gelegenheit haben, die Hand-Mund-Koordination zu üben, als Kinder, auf die das nicht zutrifft. Wenn der Mund schon voll ist, braucht man schließlich nichts mehr hineinzustecken.

20 Die Hand gezielt zum Mund führen

Kind führt die Hand gezielt zum Mund und steckt einen oder mehrere Finger hinein, um daran zu saugen. Das Kind verfolgt die Bewegung der Hand mit den Augen und öffnet bereits den Mund, bevor die Hand das Gesicht berührt.

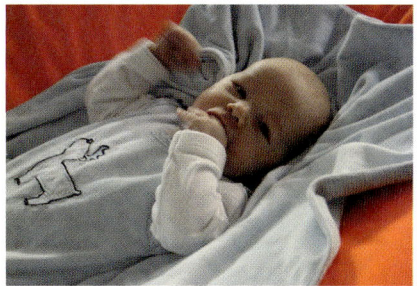

Feinmotorik

heutiges Datum: _____   1. Beobachtung am _____

gekonnt? (– /✓) _____   2. Beobachtung am _____

Notizen

21 Hände vor dem Körper zusammenführen und mit Fingern spielen

Diese Fähigkeit hängt eng mit der Beobachtung eigener Bewegungen zusammen, geht aber noch einen Schritt weiter. So mag es durchaus sein, dass ein Kind seine Hände abwechselnd anschaut. Erst wenn die Hand- und Armbewegungen bereits gut gelingen, wird es auch in der Lage sein, beide Hände gezielt vor dem Körper zusammenzuführen – sei es im Liegen oder im gestützten Sitzen. Dann können die Hände sich gegenseitig untersuchen. Dabei macht das Kind neue Erfahrungen, die seine Selbstwahrnehmung schulen: Es merkt plötzlich, dass diejenige Hand, mit der die andere gerade spielt, einem Objekt gleicht, aber trotzdem selbst etwas fühlt. Diese Erfahrung macht den eigenen Körper einzigartig und erlaubt so eine Unterscheidung zwischen einem Selbst und dem Anderen. Auch im Hinblick auf die Motorik ist das gezielte Zusammenführen der Hände eine wichtige Errungenschaft, die zu einer Verknüpfung von Körperempfindungen im Gehirn beiträgt. Sind Erwachsene später nicht in der Lage, mit geschlossenen Augen die Hände (Fingerspitzen) zusammenzuführen, kann das für Neurologen ein wichtiger Hinweis auf gestörte Hirnfunktionen sein.

Hinweise zur Förderung: Hält man Babys Spielzeuge oder andere Gegenstände vor die Körpermitte zum Greifen hin, fördert das die Kinder in ihrem Bemühen, die Mittelachse für sich zu entdecken, und es wird ihnen leichter fallen, beide Hände bewusst vor dem Körper zusammenzuführen. Achten Sie einmal darauf, wie sich das Greifverhalten des Kindes verändert, wenn Sie einen Gegenstand von links, von rechts oder vor der Körpermitte anreichen! Ab wann hält es Gegenstände mit beiden Händen gleichzeitig?

21 Hände vor dem Körper zusammenführen

Kind führt beide Hände vor den Augen gezielt zusammen. Es zupft oder zieht an seinen Fingerchen und spielt mit ihnen.

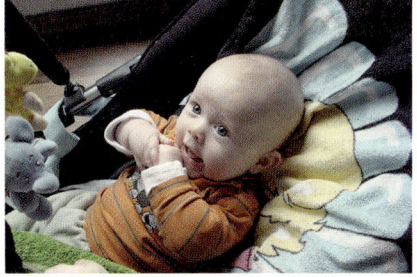

Feinmotorik

heutiges Datum: _____   1. Beobachtung am _____

gekonnt? (– / ✓) _____   2. Beobachtung am _____

Notizen

22 Handinnenflächen gezielt gegeneinander schlagen

Wenn die Zusammenführung der Hände schon gut geübt ist, geht es darum, diese absichtsvolle Bewegung schnell und mit Schwung auszuführen. Gleichzeitig müssen die Handflächen flach gehalten werden. Das alles gleichzeitig zu beachten, ist gar nicht so leicht! Gerade bei jüngeren Kindern ist oft noch kein lautes Klatschen zu hören. Auch wenn die flachen Handinnenflächen nur leise gegeneinander geschlagen werden, können Sie das erste Beobachtungsdatum notieren. Wichtig ist allerdings, dass die Hände flach gehalten und mit Schwung zusammengeführt werden. Manche Kinder entdecken diese Möglichkeit von alleine, während andere sie sich von Erwachsenen oder anderen Kindern abschauen. Das Klatschen ist ein beliebtes Imitationsspiel, das Babys im Allgemeinen große Freude macht, wenn sie es mit anderen zusammen tun können. Sobald das Kind Objekte sicher halten kann, wird es auch probieren, die Objekte vor dem Körper gegeneinander zu schlagen und auf diese Weise unterschiedliche Geräusche zu erzeugen.

Hinweise zur Förderung: Gerade weil es sich beim Klatschen um eine Aktivität handelt, die besonders viel Spaß mit anderen zusammen macht, lernen Kinder das Klatschen eher, wenn man es ihnen vormacht und sich mit ihnen gemeinsam über den Effekt freut. Besonders geeignet sind Gelegenheiten, bei denen das Kind ohnehin schon beide Hände in der Mittelachse zusammenführt (z. B. um mit den Fingern zu spielen). Dann fällt es leichter als sonst, das neue Verhaltensmuster nachzuahmen. Machen Sie dem Kind in dieser Situation die Klatschbewegung vor und geben Sie ihm Zeit, diese Bewegung nachzuahmen! Sobald es sie gut beherrscht, kann man üben, auch zeitgleich zu klatschen und diese Handlung zur Begleitung des Rhythmus bei Musik auszuführen.

22 Handinnenflächen gezielt gegeneinander schlagen

Kind kann beide Hände vor dem Körper so zusammenführen, dass die Handinnenflächen gegeneinander schlagen. Es führt sie mit Schwung zusammen.

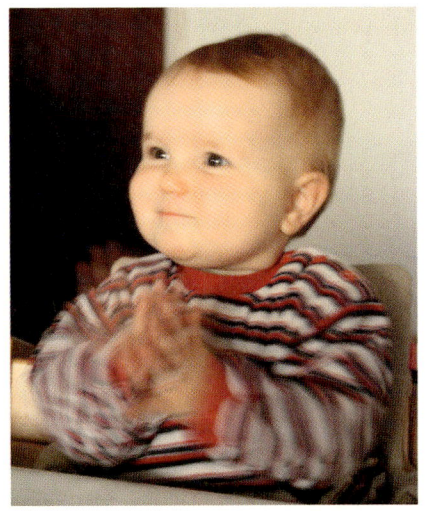

Feinmotorik

heutiges Datum: _____   1. Beobachtung am _____

gekonnt? (– /✓) _____   2. Beobachtung am _____

Notizen

23 Gezielt nach dargebotenem Spielzeug greifen

Schon Neugeborene, deren Händchen geöffnet sind, reagieren mit Zugreifen, wenn man mit einem Gegenstand ihre Handinnenfläche berührt. Zunächst ist diese Handlung reflexhaft. Erst einige Zeit später lässt sich das gezielte Greifen beobachten. Damit sind nicht die eher zufälligen Berührungen von Spielzeugen gemeint, die Erwachsene oft über dem Kinderwagen oder dem Bettchen aufhängen. Für das gezielte Greifen ist es sehr wichtig, dass das Kind wirklich einen „Plan" hat, ein bestimmtes Objekt zu fassen. Dies erkennt man daran, dass es das Objekt zuerst anschaut, dann seinen Arm in die Richtung bewegt, am Ende der Bewegung bereits die Hände öffnet und schließlich zupackt. Wenn die Finger noch nicht in optimaler Position sind, kann das Objekt schnell wieder fallen. Das macht aber gar nichts! Entscheidend ist, dass das Kind zunächst auf das Objekt schaut, die Finger öffnet, noch während es den Arm nach dem Objekt ausstreckt, und sie wieder schließt, sobald es das Objekt umfasst hat. Dabei mag es die Hand durchaus wie eine Baggerschaufel benutzen. Wie weit genau die Finger geöffnet sein müssen und wo der Daumen dabei hingehört, ohne im Weg zu sein, wird es schon bald herausfinden.

Hinweise zur Förderung: Befinden sich greifbare Gegenstände in der Nähe, wird bereits ein Neugeborenes angeregt, sich für diese Objekte zu interessieren – vor allem wenn sie sich leicht bewegen wie viele Spielzeuge, die über dem Bettchen, der Krabbeldecke oder dem Kinderwagen befestigt werden. Während es mit seinen Ärmchen rudert, wird es irgendwann zufällig daran anstoßen. Indem es diese Erfahrungen wiederholt, schult es die Koordination seiner Armbewegungen und später auch sein Greifen. Dabei ist es sinnvoll, wenn sich die Greifobjekte von einer Kinderhand leicht umfassen lassen und keine scharfen Kanten haben.

23 Gezielt nach dargebotenem Spielzeug greifen

Kind kann einen Gegenstand gezielt fassen, wenn er sich in Reichweite befindet. Es schaut zunächst auf das Objekt, streckt dann den Arm danach aus, öffnet dabei die Hand und fasst anschließend zu.

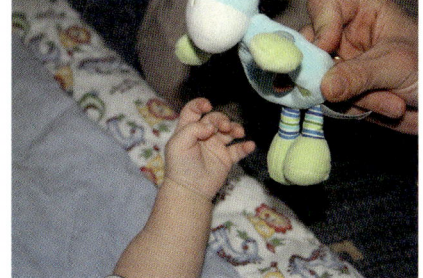

Feinmotorik

heutiges Datum: _____   1. Beobachtung am _____

gekonnt? (– / ✓) _____   2. Beobachtung am _____

Notizen

24 Objekte im Zangengriff greifen und halten

Während das erste Greifen und Halten von Objekten noch mit dem „Grapschgriff" erfolgt, bei dem alle Finger parallel gehalten werden und der Daumen keine wichtige Rolle spielt, lernt das Kind nur wenig später, dass Objekte, die man auf diese Weise hält, herunterfallen. So wird dem Baby ein Bauklotz schnell wieder entgleiten, wenn der Daumen sich nicht den übrigen Fingern gegenüberstellt. Um sagen zu können, dass der *Zangengriff* wirklich beherrscht wird, sollte erkennbar sein, dass das Kind den Daumen schon auf dem Weg zum Objekt hin von den übrigen Fingern abspreizt. Bereits ergriffene Gegenstände werden sicher über mehr als drei Sekunden im Zangengriff gehalten. Erst diese Art des Haltens ermöglicht auch eine sichere Übergabe des Objekts von einer in die andere Hand und eine genaue Untersuchung des Gegenstands von verschiedenen Seiten.

Hinweise zur Förderung: Damit ein Objekt sicher im Zangengriff gehalten werden kann, muss es die richtige Größe haben. Reichen Sie dem Kind Gegenstände wie kleinere Bauklötze oder Kuscheltiere, die es mit einer Hand sicher fassen kann. Der Zangengriff übt sich am leichtesten mit kompaktem Spielzeug ohne viele Seitenteile. Beobachten Sie genau, wann die Hand sich wie öffnet, während das Kind greift. Passt es die Handöffnung schon der Größe des Gegenstands an? Hält das Kind das Objekt wirklich sicher, oder packt es noch nicht fest genug zu? Sie werden sehen, dass es seine Fähigkeiten beim Halten täglich verbessert und schon bald sehr souverän mit Spielzeug hantiert. Jetzt probiert es auch, sich bewegende Gegenstände (z. B. ein Mobile) zu packen, und verfeinert dabei ganz von selbst seine Bewegungskoordination.

24 Objekte im Zangengriff greifen und halten

Kind kann ein Objekt mindestens drei Sekunden so halten, dass sich der Daumen und der Rest der Hand gegenüberliegen wie bei einer Zange.

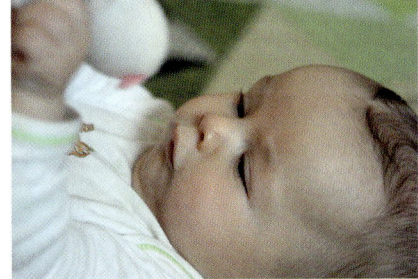

Feinmotorik

heutiges Datum: _____ 1. Beobachtung am _____

gekonnt? (– /✓) _____ 2. Beobachtung am _____

Notizen

25 Pinzettengriff

Eine Weiterentwicklung des Zangengriffs ist der *Pinzettengriff*. Auch hier steht der Daumen den anderen Fingern gegenüber. Zum Greifen wird der Daumen aber nur zusammen mit dem Zeigefinger oder dem Mittelfinger (nicht beiden gleichzeitig) verwendet. Anders ließen sich kleine Gegenstände nicht aufheben und aus der Nähe betrachten oder sicher transportieren. Der Pinzettengriff macht deutlich, dass das Kind nun in der Lage ist, die Finger einzeln und unabhängig voneinander zu bewegen. Darüber hinaus zeigt diese Verhaltensweise, dass die Greifhandlung immer besser auf die Größe und Art des Gegenstands angepasst wird. Das Kind ist nun schon recht routiniert in seiner Feinmotorik. Es benötigt den Pinzettengriff unter anderem, um an Teilen eines größeren Gegenstands, den es in einer Hand hält, mit der anderen Hand zu zupfen oder zu ziehen. Kleidungsstücke von Kuscheltieren oder Puppen eignen sich dafür besonders. Den Pinzettengriff wird das Kind später auch noch brauchen, wenn es beginnt, sich an- und auszuziehen.

Hinweise zur Förderung: Sind bei dem Kind schon Ansätze zum Pinzettengriff erkennbar, kann man häufiger einmal kleinteiliges Essen auf den Teller legen. Erbsen oder Krümel laden dazu ein, sie einzeln aufzuheben. Allerdings sollte das Kind dabei nicht zu hungrig sein, denn dann wird es im Zweifelsfall versuchen, mit der ganzen Hand zu grapschen, um möglichst viel auf einmal zu greifen. Generell beginnt jetzt eine Zeit der erhöhten Alarmbereitschaft, was auf dem Boden liegenden Dreck oder kleine, leicht verschluckbare Gegenstände angeht. Viele Kinder haben Freude daran, Haare oder Steinchen mit spitzen Fingern aufzuheben, und nicht selten landen diese Dinge dann gleich im Mund.

25 Pinzettengriff

Kind hält kleine Objekte (z. B. Perlen, Krümel, Haare) zwischen Daumen und Zeigefinger oder Mittelfinger in einer Hand. Es kann die Objekte auf diese Weise einzeln von einer Unterlage aufheben.

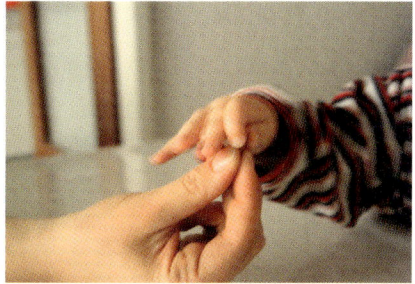

Feinmotorik

heutiges Datum: _____ 1. Beobachtung am _____

gekonnt? (– /✓) _____ 2. Beobachtung am _____

Notizen

26 Gegenstände von einer Hand in die andere geben

Kann das Kind einzelne Gegenstände sicher mit Fingern greifen und beide Hände vor dem Körper zusammenbringen, beginnt eine neue Form der Erkundung mit den Fingern: Jetzt kann das Objekt auch von einer in die andere Hand gereicht werden. Diese Handlung erfordert, dass die Hand, die das Objekt übernehmen soll, sich öffnet und in räumliche Nähe zur zweiten Hand, die den Gegenstand hält, gebracht wird. Dort packt die Greifhand zu, während die zweite Hand sich öffnet und den Gegenstand loslässt. An dieser genauen Beschreibung wird deutlich, dass beide Hände sehr gut aufeinander abgestimmt reagieren müssen und dabei jeweils unterschiedliche Rollen einnehmen. Das Kind muss sie also getrennt steuern, aber ihre Bewegungen müssen zeitlich koordiniert sein. Diese Fähigkeit wird benötigt, um Objekte flexibel mit beiden Händen untersuchen zu können. Notieren Sie das erste Beobachtungsdatum, sobald ein Objekt erfolgreich von einer in die andere Hand gereicht wurde.

Hinweise zur Förderung: Für Sie gibt es in dieser Situation nicht viel zu tun, außer dem Kind Gegenstände zu bieten, die leicht zu greifen und nicht zu schwer sind, damit das Kind eher den Mut fasst, sie von einer Hand in die andere zu übergeben, weil es die Bewegung leichter kontrollieren kann und nicht Gefahr läuft, sich zu verletzen, falls ihm etwas aus der Hand rutscht. Besonders geeignet sind daher kleine Stofftiere oder Plastikringe. Später, wenn das Kind schon geübt ist, darf man ihm auch einmal schwerer zu greifende oder größere und kleinere Objekte geben, damit es seine Anpassungsfähigkeit an unterschiedliche Objektarten schult.

26 Gegenstände von einer Hand in die andere geben

Kind gibt einen mittelgroßen Gegenstand (z. B. Bauklotz) von einer Hand in die andere, ohne dass etwas herunterfällt. Erst wenn die zweite Hand den Gegenstand sicher erfasst hat, lässt die erste Hand los.

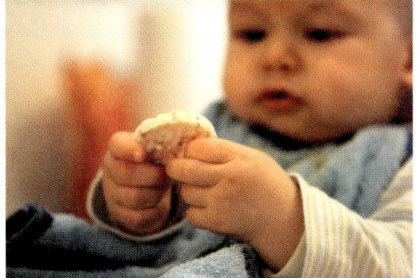

Feinmotorik

heutiges Datum: _____   1. Beobachtung am _____

gekonnt? (– /✓) _____   2. Beobachtung am _____

Notizen

27 Spielzeug in einer Hand drehen und wenden

Neben der Fähigkeit, ein Objekt sicher halten und von einer in die andere Hand reichen zu können, sind auch die Bewegungen des Handgelenks bedeutsam. Sie ermöglichen es dem Kind, einen Gegenstand, den es sicher gefasst hat, von verschiedenen Seiten zu betrachten, ohne ihn dafür loslassen zu müssen. Außerdem garantiert eine flexible Bewegung des Handgelenks, dass das Kind beim Umgreifen von einer Hand in die andere zunächst eine gute Position für die „Übergabe" finden kann. Das ist besonders bei sperrigen Objekten wichtig. Insgesamt besteht die Entwicklung der Greifhandlung darin, zunächst die Armbewegungen und das grobe Zufassen beziehungsweise Halten zu lernen, um dann im nächsten Schritt durch bewusstes Drehen des Handgelenks und getrennte Steuerung der Finger eine genaue Untersuchung von Objekten zu üben. Das erste Beobachtungsdatum können Sie aufschreiben, sobald Sie sehen, dass das Kind ein Objekt in einer Hand hält und dabei das Handgelenk dreht. Dabei sollte es den Gegenstand gleichzeitig mit den Augen fixieren.

Hinweise zur Förderung: Hat ein Gegenstand zwei unterschiedlich interessante Seiten (z. B. nur vorn ein Gesicht wie bei einer Puppe), können Sie das Kind zum Drehen des Handgelenks anregen, indem Sie ihm den Gegenstand zunächst so in die Hand geben, dass die interessante Seite halb sichtbar ist und es sie nur vollständig betrachten kann, wenn es den Gegenstand dreht. Generell muss das Drehen des Handgelenks aber nicht extra gefördert werden. Es entwickelt sich von alleine im Zuge der wachsenden Erfahrung mit Objekten. Manche Fingerspiele (z. B. „Wie ein Fähnlein in dem Wind") regen das Kind dazu an, die Handgelenke ganz bewusst zu drehen, ohne dass die Hand gleichzeitig einen Gegenstand halten muss.

27 Spielzeug in einer Hand drehen und wenden

Kind kann ein Objekt in einer Hand halten und dabei drehen und wenden, um es von verschiedenen Seiten zu betrachten. Dabei wird das Handgelenk flexibel bewegt.

Feinmotorik

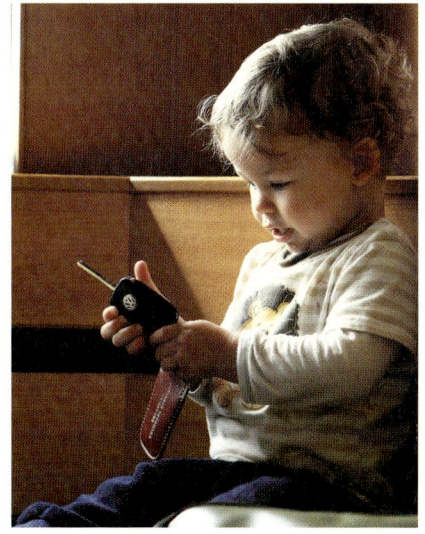

heutiges Datum: _____   1. Beobachtung am _____

gekonnt? (– /✓) _____   2. Beobachtung am _____

Notizen

28 Gegenstand mit beiden Händen getrennt bearbeiten

Hat das Kind schon ein gewisses Repertoire an Hand- und Fingerfertigkeiten aufgebaut und kann Objekte sicher in einer Hand halten, beginnt eine neue und sehr wichtige Phase. Die Hände und Finger jeder Hand können sich nun unabhängig voneinander bewegen und machen so eine Art Arbeitsteilung möglich: Eine Hand hält den Gegenstand, damit die zweite Hand etwas mit ihm machen kann. Dabei lässt sich beobachten, dass Kinder ihr Spielzeug nun sehr genau untersuchen. Während die eine Hand das Objekt sicher hält, versuchen die Finger der zweiten Hand, einzelne Teile genauer zu inspizieren oder etwas damit zu tun. Beim Spielzeugauto werden die Räder gedreht, dem Kuschelhasen wird an den Ohren oder der Kleidung gezogen, beim Mobiltelefon werden Knöpfe gedrückt oder an der Kette werden die Perlen einzeln verschoben. Dem Kind eröffnet sich nun eine ganze Fülle neuer Möglichkeiten, Objekte zu erforschen und zu manipulieren. Jetzt lassen sich Kratz-, Zieh-, Drück- und andere Bewegungen mit einzelnen Fingern beobachten. Alle diese Fortschritte finden zu einer Zeit statt, in der die Sehschärfe immer besser wird und das Kind sich auch mit seinen Blicken immer mehr für Details interessiert. Man sieht hieran deutlich, dass die verschiedenen Entwicklungsbereiche eng miteinander verknüpft sind.

Hinweise zur Förderung: Während es in den Phasen vorher sinnvoll schien, dem Kind eher kompakte Objekte zum Greifen und Halten zu geben, sind nun gerade die Spielzeuge interessant, bei denen es auf der Außenfläche viel zu betasten und zu entdecken gibt. Schmusetiere oder Puppen mit Kleidung eignen sich hierfür genauso wie Schachteln oder Autoschlüssel. Doch Vorsicht! Es kann jetzt auch leicht passieren, dass das Kind bei seinen Erkundungen einzelne kleine Teile abreißt, zum Mund führt und verschluckt.

28 Gegenstand mit beiden Händen getrennt bearbeiten

Kind hält einen Gegenstand mit einer Hand fest und verwendet die zweite Hand, um einen bestimmten Teil des Gegenstands gezielt zu manipulieren (z. B. an Rädern drehen, an Zipfeln und Schnüren ziehen oder auf Knöpfe drücken).

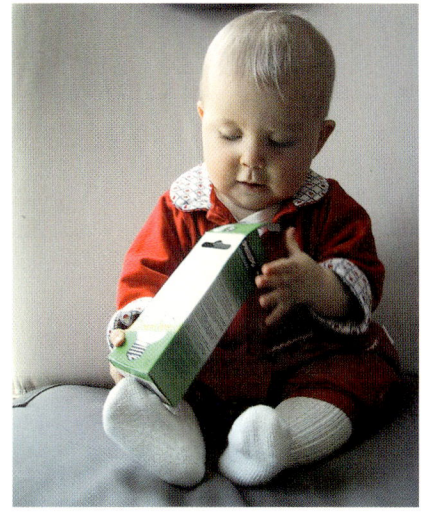

Feinmotorik

heutiges Datum: _____ 1. Beobachtung am _____

gekonnt? (– / ✓) _____ 2. Beobachtung am _____

Notizen

Gegenstände manipulieren

29 Mindestens drei Gegenstände stapeln

Ist das Greifen einmal gut geübt, beginnen Kinder damit, Objekte von einem Ort zum anderen zu transportieren, und üben dabei ihre Flexibilität im Anfassen, Tragen und Loslassen. Eine besondere Herausforderung besteht darin, Objekte aufeinanderzustapeln. Will das Kind zum Beispiel Bauklötze stapeln, muss es aufpassen, dass es den zweiten Klotz nicht von der Seite, sondern von oben auflegt, um den unteren Klotz nicht zu verschieben. Es muss bei seiner Armbewegung auch genau zielen, denn nur wenn der Klotz mittig abgelegt wird, liegt er stabil und fällt nicht wieder herunter. Schließlich darf die Position des oberen Klotzes auch beim Loslassen und Zurückziehen des Armes nicht verändert werden, um den Turm nicht zum Wackeln zu bringen. Das Kind macht beim Stapeln eine ganze Reihe von Erfahrungen: Es lernt zum Beispiel, dass es vorteilhaft ist, wenn der größere von zwei Gegenständen unten liegt. Es lernt auch viel über Schwerkraft und den Masseschwerpunkt von Objekten. Seine feinmotorischen Übungen haben also auch wichtige Konsequenzen für seine geistige Entwicklung.

Hinweise zur Förderung: Eine Vorübung zum Stapeln ist das Aufstecken von Ringen auf einen Stab. Hier kann nichts herunterfallen oder wegrutschen. Später ist es hilfreich, das Stapeln mit gleich großen Holzklötzen zu üben, die eine glatte (aber nicht zu rutschige) Oberfläche haben. Wer mit einem Kind gemeinsam baut, kann ihm die Handlung vormachen und so die Wahrscheinlichkeit erhöhen, dass das Kind es selbst probiert. Dabei ist es nicht schlimm, wenn die neu gebauten Türme oft umfallen. Den Kleinen macht dieser Teil des Spieles in der Regel ganz besonderen Spaß. Lachen Sie einfach mit dem Kind und ermutigen Sie es, noch einmal einen Versuch zu starten.

29 Mindestens drei Gegenstände stapeln

Kind legt drei Bauklötze oder andere Gegenstände gezielt aufeinander, so dass ein Turm entsteht, ohne dass etwas herunterfällt.

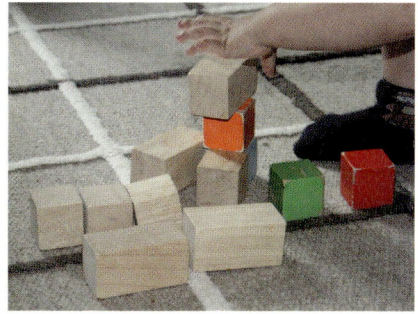

Feinmotorik

heutiges Datum: _____   1. Beobachtung am _____

gekonnt? (– /✓) _____   2. Beobachtung am _____

Notizen

30 Alleine aus einem offenen Trinkgefäß trinken

Selbstständiges Trinken ist nicht einfach: Das Kind muss dazu fähig sein, das Trinkgefäß mit beiden Händen sicher zu umgreifen oder es am Henkel zu fassen, es gerade zum Mund zu führen, damit keine Flüssigkeit überschwappt, mit dem Mund die offene Kante zu umschließen und das Gefäß ganz vorsichtig zu kippen, damit die Flüssigkeit nicht am Mund vorbei läuft, sondern an der richtigen Stelle landet. Erst dann beginnt die Schluckbewegung. Hier werden also Greif-, Arm- und Mundbewegungen aufeinander abgestimmt. Die Bewegung muss langsam ausgeführt werden, damit nichts verschüttet wird. Oft gelingt dies erst nach einer längeren Übungsphase. Vorstufen dazu erwirbt das Kind, wenn es aus dem Fläschchen oder aus der Schnabeltasse trinkt. Wenn es so weit ist, auch aus offenen Trinkgefäßen, die mindestens zur Hälfte mit Flüssigkeit gefüllt sind, zu trinken, ohne dabei etwas zu verschütten, kann man sagen, dass es selbstständig trinken kann und Sie können das erste Beobachtungsdatum aufschreiben.

Hinweise zur Förderung: Wenn Sie das Kind bei seinen Versuchen, selbstständig zu trinken, fördern wollen, müssen Sie in Kauf nehmen, dass es zu Beginn Kleckerei gibt. Aber Sie haben die Möglichkeit, die Flecken in Grenzen zu halten: Bieten Sie eine Tasse, die an beiden Seiten einen Henkel hat, und machen Sie dem Kind vor, wie man die Tasse sicher greift. Am besten eignen sich Plastiktassen. Lassen Sie das Kind erst mit der Tasse spielen, solange sich nur wenig Flüssigkeit darin befindet. Geben Sie beim nächsten Mal etwas mehr hinein und wählen Sie dafür einen Zeitpunkt, an dem das Kind nur wenig durstig ist. Es sollte auch stabil sitzen. Solange das Kind noch nicht sicher greifen kann, macht es aber wenig Sinn, es frei aus einem Glas trinken zu lassen.

30 Alleine aus einem offenen Trinkgefäß trinken

Kind kann ein mindestens zur Hälfte gefülltes Trinkgefäß ohne Deckel (z. B. eine Tasse) halten, zum Mund führen und daraus trinken, ohne zu kleckern. Es zeigt dieses Verhalten mindestens dreimal während einer Mahlzeit.

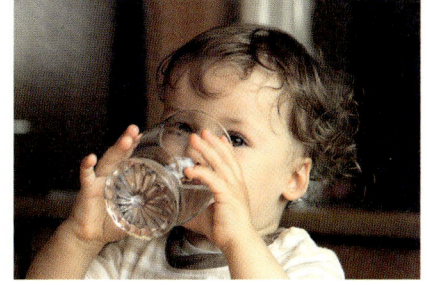

Feinmotorik

heutiges Datum: _____   1. Beobachtung am _____

gekonnt? (– /✓) _____   2. Beobachtung am _____

Notizen

31 Ohne Kleckern mit Löffel essen

Wenn ein Kind zum ersten Mal einen Löffel in die Hand bekommt, wird es vielleicht damit im Teller rühren oder matschen. Oft versucht es auch, den Löffel in den Mund zu schieben, was allerdings nicht ganz einfach ist, weil sich das Ende des Löffels in einiger Entfernung von der Hand befindet, die den Stiel hält. Mit dem Löffel richtig zu essen, ist eine durchaus komplizierte Angelegenheit. Damit überhaupt etwas auf dem Löffel liegt, muss man ihn zunächst wie eine Schaufel bedienen können. Wenn er voll ist, muss man ihn in waagerechter Position zum Mund führen. Dann muss sich der Mund im richtigen Moment öffnen und den ganzen unteren Teil des Löffels, auf dem die Nahrung liegt, in sich aufnehmen. Wenn man den Löffel wieder aus dem Mund zieht, sollte die Nahrung drin bleiben. Es dauert eine Weile, bis das Kind alle diese Teilschritte richtig beherrscht und *sauber* mit dem Löffel essen kann. Der Mund bleibt dabei im Allgemeinen noch lange verschmiert.

Hinweise zur Förderung: Es macht erst wirklich Sinn, einen Löffel zum Essen zu benutzen, wenn das Kind schon zielgerichtet greifen kann. Sie können dem Kind als Vorübung den Löffel mit in die Badewanne geben oder es im Sandkasten unter Aufsicht damit spielen lassen, indem Sie beispielsweise vormachen, wie sich der Löffel zum Transportieren von Sand nutzen lässt. So lernt das Kind zunächst, den Löffel zu beladen und die Ladung darauf zu balancieren, bevor es versucht, mit dem vollen Löffel den Mund zu treffen. Oder es übt erst, einen Löffel ohne Ladung in den Mund zu führen. Für das Spiel kann man gut Suppenlöffel benutzen, aber am Tisch, wenn es ums Essen geht, sind kleinere, tiefe Löffel, die gut in den Mund passen, besser geeignet.

31 Ohne Kleckern mit Löffel essen

Kind kann einen Löffel gerade halten, mit Nahrung beladen zum Mund führen, in den Mund schieben und die Nahrung im Mund aufnehmen, ohne dass dabei etwas herunterfällt. Es zeigt dieses Verhalten mindestens dreimal während einer Mahlzeit.

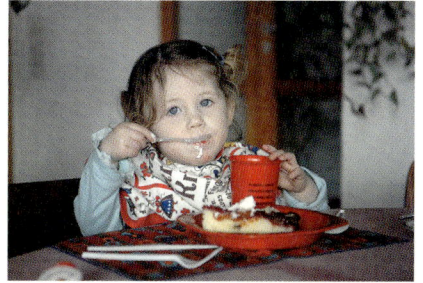

Feinmotorik

heutiges Datum: _____ 1. Beobachtung am _____

gekonnt? (– /✓) _____ 2. Beobachtung am _____

Notizen

32 Mit Stift kritzeln

Schon Neugeborene werden einen Stift greifen, wenn man damit ihre Handinnenflächen berührt. Später wird der Stift mit der ganzen Hand gegrapscht. Noch etwas später versteht das Kind, dass es nicht nur darum geht, den Stift festzuhalten, sondern auch darum, ihn so zu halten, dass man seine Bewegungen auf einer Unterlage gut kontrollieren kann. Dafür muss man ihn stabil fassen und zwischen zwei Fingern (z. B. Daumen und Zeigefinger) einklemmen. Außerdem sollte der Arm auf dem Papier ruhen und die Spitze des Stiftes das Papier berühren. Schon bevor dies gelingt, sind viele Kinder in der Lage, mit Wachsmalkreide, die sie im Grapschgriff über das Papier führen, Zeichenbewegungen auszuführen. Dabei bewegt sich der ganze Arm mit dem Stift. Vom Kritzeln mit einem Stift ist aber erst dann die Rede, wenn Arm und Hand auf dem Papier aufliegen und wenn der Stift durch die Bewegung des Handgelenks geführt wird. Zeichnet das Kind auf diese Weise einen oder mehrere Striche, können Sie das erste Beobachtungsdatum notieren.

Hinweise zur Förderung: Für das Lernen dieser Fähigkeit sind Erfahrungen mit Wachsmalstiften oder Kreide durchaus hilfreich. Wenn die Feinmotorik allgemein Fortschritte macht und auch das Handgelenk flexibel bewegt werden kann, werden Kinder ihre Technik von alleine perfektionieren. Hilfreich ist auch die Beobachtung von Erwachsenen oder älteren Kindern, die den Stift richtig benutzen. Setzen Sie sich einfach zusammen vor ein Blatt und malen auch Sie etwas. Das ist nützlicher als jede lange Erklärung. Gerade im Zeitalter der Computer gehören Gelegenheiten, dieses Verhalten zu beobachten, gar nicht mehr zum Alltag. Vielleicht macht es Sinn, zunächst gut malende Buntstifte zu verwenden, bevor Filzstifte oder Kugelschreiber zum Einsatz kommen.

32 Mit Stift kritzeln

Kind kann einen Stift stabil halten und damit Striche oder Punkte auf ein Papier bringen.

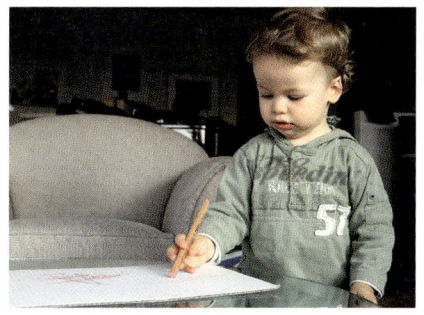

Feinmotorik

heutiges Datum: _____   1. Beobachtung am _____

gekonnt? (– /✓) _____   2. Beobachtung am _____

Notizen

33 Gezielt Linien und Formen zeichnen

Wenn das Kind einen Stift richtig halten kann, wird es mit dem Zeichnen experimentieren. Jetzt geht es darum, absichtsvoll bestimmte Linien oder Formen zu skizzieren. Senkrechte und waagerechte Linien (mindestens 2,5 Zentimeter lang), Kringel und Kreise gehören typischerweise zu den ersten Figuren, die Kinder zeichnen können. Ein Kind, das solches Verhalten zeigt, drückt damit nicht nur seine feinmotorische Geschicklichkeit aus, sondern auch seine Fähigkeit, eigene Vorstellungen auszudrücken. Hier spielen Denken und Handeln eng zusammen. Deshalb bitten Entwicklungspsychologen ältere Kinder oft, etwas zu zeichnen, weil man aus der Menge der Details, die ein Kind berücksichtigt, indirekt Rückschlüsse auf seine geistige Entwicklung ziehen kann. Ein Kind, das erst spät mit dem Zeichnen beginnt, ist aber nicht unbedingt langsamer in seiner geistigen Entwicklung. Es kann auch sein, dass ihm diese Ausdrucksform einfach nicht liegt.

Hinweise zur Förderung: Beim Zeichnen gilt das Gleiche wie bei vielen anderen feinmotorischen Fertigkeiten: Übung macht den Meister! Leider verlieren Kinder, die motorisch weniger geschickt sind, auch leichter die Lust am Zeichnen und nehmen nur selten den Stift in die Hand, während Kinder, die ohnehin Zeichentalent haben, häufiger mit dem Stift umgehen. Dies macht die Unterschiede dann noch größer. Hier hilft nur, sich des Öfteren mit dem Kind hinzusetzen und ihm ein Vorbild zu sein. Wenn das Kind dann etwas zeichnet, sollte man es nicht kritisieren, sondern loben und ermutigen, damit weiterzumachen.

33 Gezielt Linien und Formen zeichnen

Kind hält einen Stift in richtiger Haltung und kann damit gezielt mindestens drei unterschiedliche Linien oder Formen zeichnen (z. B. senkrechte oder waagerechte, mindestens 2,5 Zentimeter lange Linien, Kringel, Kreise).

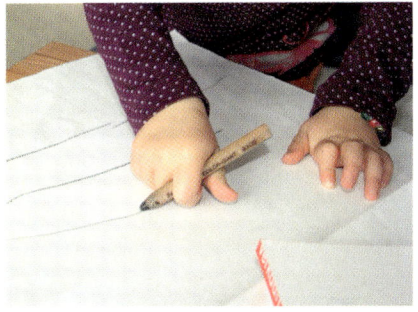

Feinmotorik

heutiges Datum: _____ 1. Beobachtung am _____

gekonnt? (– /✓) _____ 2. Beobachtung am _____

Notizen

34 Kleidungsstücke selbst ausziehen

Schon die ganz Kleinen ziehen sich gerne mal eine Mütze vom Kopf, zupfen eine Socke vom Fuß oder einen Handschuh von der Hand. Diese Form des Entkleidens ist hier nicht gemeint, denn ob das Kind einfach irgendwo dran zieht oder sich selbstständig einen Schal vom Hals wickelt, die Arme aus den Ärmeln einer Jacke befreit, ganz alleine aus seiner Hose steigt oder Schuhe öffnet und abstreift, macht einen großen Unterschied. Für all diese anspruchsvolleren Ausziehtätigkeiten sind gezielte Arm- und Handbewegungen notwendig, die ihrerseits feinmotorisches Geschick erfordern. Kinder, die ein Kleidungsstück loswerden wollen, sind oft sehr ausdauernd und motiviert, ihr Ziel zu erreichen. Das Besondere an diesen Aktivitäten liegt darin, dass neben der Handmotorik auch die gesamte Körperkoordination geübt wird. So müssen Kopf und Rumpf verdreht oder gebeugt, die Beine angewinkelt oder die Schultern nach hinten gezogen werden.

Hinweise zur Förderung: Sich auszuziehen, übt das Kind am besten, wenn es dies spielerisch und ohne Zeitdruck tun darf. Sie können Impulse geben, indem Sie zum Beispiel mit einer Socke anfangen oder einen ersten Knopf öffnen und das Kind dann auffordern, selbst weiterzumachen. Geben Sie ihm die Zeit und bleiben Sie geduldig. Assistieren Sie erst, wenn das Kind eindeutig frustriert wirkt und den Mut zu verlieren scheint. Nehmen Sie dem Kind auch dann nicht die ganze Mühe ab. Folgen Sie eher dem Motto: Hilf mir, es selbst zu tun! Dieses Vorgehen nimmt anfangs sehr viel Zeit in Anspruch, die aber durchaus gut investiert ist, weil ein Kind, das einmal gelernt hat, sich selbst auszuziehen, die Arbeit später deutlich erleichtert.

34 Kleidungsstücke selbst ausziehen

Kind zieht Hemd, T-Shirt, Pulli, Jacke oder Hose alleine aus, wenn dafür keine Verschlüsse geöffnet werden müssen. Die Mütze vom Kopf zu ziehen, eine Socke oder einen Handschuh auszuziehen, genügt nicht.

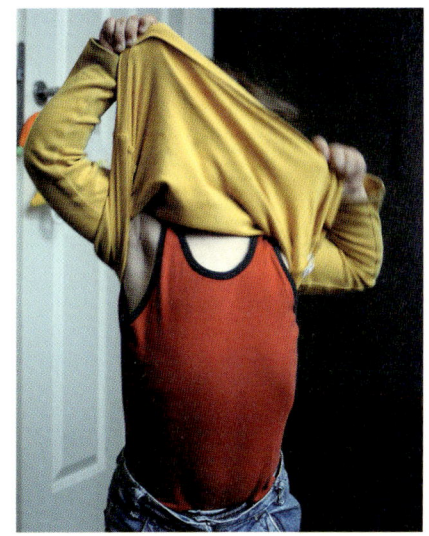

Feinmotorik

heutiges Datum: _____   1. Beobachtung am _____

gekonnt? (– /✓) _____   2. Beobachtung am _____

Notizen

35 Kleidungsstücke selbst anziehen

Sich anzuziehen, ist viel schwieriger, als sich auszuziehen. Oft muss das Kleidungsstück erst in eine bestimmte Form gebracht werden, bevor die Körperteile hineinschlüpfen können. Das mag beim Rock oder bei ausgeleierten Socken recht früh gelingen, aber wenn es darum geht, sich mit einer langen Hose zu bekleiden oder einen Pulli zunächst über den Kopf zu streifen und dann die Arme an der richtigen Stelle durch die Armlöcher zu stecken oder gar eine Strumpfhose anzuziehen, wird es schon komplizierter. Typische Anfängerfehler haben damit zu tun, dass die falschen Körperteile durch die falschen Öffnungen der Kleidungsstücke geführt werden oder dass rechts und links beziehungsweise vorn und hinten verwechselt werden. Dies ist allerdings nicht wirklich entscheidend. Im selbstständigen Ankleiden müssen grobmotorische Fähigkeiten, feinmotorische Geschicklichkeit, Wissen über die richtige Zuordnung von Kleidungsteilen zum Körper und planvolles Handeln zusammenkommen. Es ist daher nicht zu erwarten, dass alles von Anfang an perfekt klappt.

Hinweise zur Förderung: Legen Sie zunächst alle Anziehsachen ausgebreitet auf den Boden, damit das Kind sehen kann, wie sie später auf dem Körper angeordnet sein sollen. Helfen Sie ihm dann bei der Auswahl. Für Anfänger ist es gut, zunächst mit der Unterwäsche oder den Socken zu beginnen, weil diese in aller Regel locker sitzen und weder lange Ärmel noch lange Hosenbeine aufweisen. Auch das Fehlen von Knöpfen oder Reißverschlüssen erleichtert die Aufgabe. Indem Sie sich als Assistent des Kindes verstehen und vor allem die Geduld aufbringen, das Kind Fehler machen zu lassen, damit es daraus lernen kann, geben Sie ihm die beste Unterstützung.

35 Kleidungsstücke selbst anziehen

Kind kann Hemd, T-Shirt, Pulli, Jacke oder Hose alleine anziehen. Dabei dürfen vorn und hinten oder rechts und links vertauscht sein, aber alle Körperteile müssen in passenden Öffnungen stecken. Knöpfe und Reißverschlüsse müssen nicht zu sein.

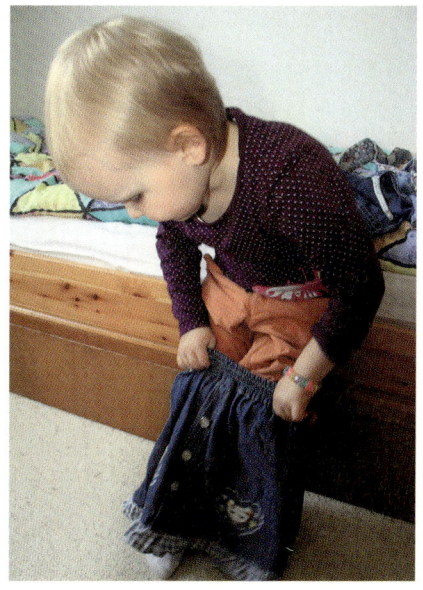

Feinmotorik

heutiges Datum: _____   1. Beobachtung am _____

gekonnt? (– /✓) _____   2. Beobachtung am _____

Notizen

36 Grobe Reißverschlüsse alleine öffnen und schließen

Zunächst scheint es sehr leicht zu sein, einen Reißverschluss auf- oder zuzumachen – zumindest wenn der Verschluss schon eingefädelt ist. Tatsächlich ist dies aber gar nicht einfach! Um einen Reißverschluss erfolgreich öffnen oder schließen zu können, darf das Kind ihn nicht einfach weg vom Stoff ziehen, sondern es muss entlang der Reißverschlussleiste ziehen, damit sich nichts verklemmt. Feinmotorische Fähigkeiten braucht es vor allem, um den kleinen Henkel des Verschlusses sicher und fest zwischen den Fingern zu halten. Oft muss die zweite Hand am Ende des Reißverschlusses einen Gegenzug ausüben, um zu verhindern, dass sich das Verschlussteil auf seinem Weg im Stoff verklemmt. Es ist also eine planvolle Zusammenarbeit beider Hände genauso erforderlich wie die Fähigkeit, selbst kleine Teile sicher festzuhalten.

Hinweise zur Förderung: Je grober der Reißverschluss ist, desto einfacher ist es für das Kind, die richtigen Bewegungen zu lernen. Erleichternd wirkt sich außerdem aus, wenn die Stoffkante genügend Abstand vom Reißverschluss hat und sich nicht schnell verklemmt. Diese Dinge können Sie beim Einkauf von Kleidung beachten. Bei Sachen, die das Kind am Körper trägt (z. B. Jacke), ist das Runterziehen oft einfacher als das Hochziehen, weil kein Einfädeln notwendig ist. Entwickelt das Kind gerade Freude daran, Reißverschlüsse zu bedienen, geben Sie ihm ruhig einmal Jacken, Taschen oder Sitzkissenhüllen zum Spielen, denn wenn sich das Kind an- oder auskleiden soll, weil man mit ihm weggehen will, wird man leicht ungeduldig und nimmt dem Kind im Zweifelsfall die Arbeit ab, so dass es wichtige Lerngelegenheiten verpasst. Auch Anziehsachen mit Reißverschlüssen für größere Bären oder Puppen sind zum Üben geeignet.

36 Grobe Reißverschlüsse alleine öffnen und schließen

Kind kann Reißverschlüsse an Jacken alleine auf- *und* zuziehen (eine Richtung genügt nicht), auch wenn es dafür beide Hände braucht: eine zum Ziehen am Zipper und eine zum Gegenziehen am Stoff. (Beim Einfädeln darf geholfen werden.)

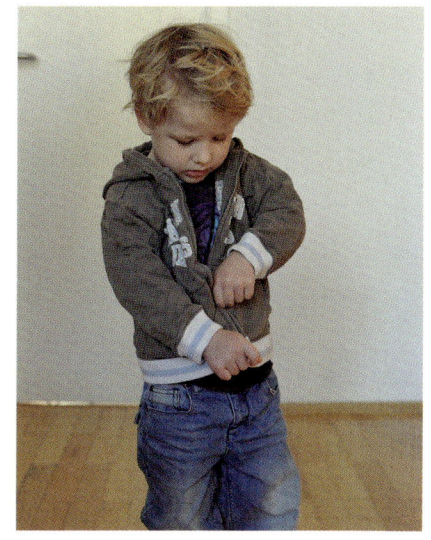

Feinmotorik

heutiges Datum: _____   1. Beobachtung am _____

gekonnt? (– /✓) _____   2. Beobachtung am _____

Notizen

37 Knöpfe alleine öffnen und schließen

Der richtige Umgang mit Knöpfen gehört neben dem Schleifebinden beim An- und Ausziehen zu den schwersten Übungen. Beide Hände haben auf engstem Raum ihre eigenen Aufgaben zu erfüllen: Während die eine Hand das Gewebe mit dem Knopfloch so festhält, dass sich Daumen und Zeigefinger durch das Loch berühren, fasst die zweite Hand den Knopf auf der anderen Seite. Beim Zumachen wird der Knopf in das Loch geführt und gegen den Daumen der Hand gedrückt, die das Knopfloch hält. Dann fassen Daumen und Zeigefinger der gleichen Hand die durch den Schlitz geschobene Seite des Knopfes, während der Daumen der anderen Hand immer noch Druck auf den Knopf ausübt und der Zeigefinger von außen das Knopfloch über den Knopf schiebt. In jeder Phase dieses Vorgangs braucht das Kind also nicht nur Kraft und die Fähigkeit zur gezielten Kontrolle einzelner Finger, sondern auch die Fähigkeit, beide Handbewegungen zeitlich genau aufeinander abzustimmen. Es verwundert daher kaum, dass das Öffnen und Schließen der Knöpfe erst relativ spät zu beobachten sind.

Hinweise zur Förderung: Geben Sie dem Kind Gelegenheit, diese Fähigkeit mit großen Knöpfen und Knopflöchern zu üben. So hat es einerseits die Chance, eher Erfolgserlebnisse zu haben, muss aber möglicherweise nicht die gleichen Bewegungen ausführen wie bei kleineren Knöpfen und Knopflöchern. Man kann den Kindern also erst einmal Lust auf das Knöpfen machen, indem man grobe Knopfleisten verwendet, aber dann geht es vor allem darum, ihnen Zeit zu geben, wenn sie an ihren eigenen Kleidern ausprobieren wollen, wie das geht.

37 Knöpfe alleine öffnen und schließen

Kind kann mindestens drei mittelgroße Knöpfe (1,0–2,5 cm Durchmesser; keine Druckknöpfe!) hintereinander alleine auf- *und* zumachen.

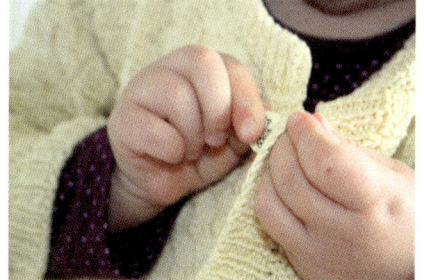

heutiges Datum: _____   1. Beobachtung am _____

gekonnt? (– /✓) _____   2. Beobachtung am _____

Notizen

Wahrnehmung

Um mit seiner Umwelt in Kontakt treten und etwas lernen zu können, braucht das Baby alle seine Sinne. Dabei unterscheidet man zwischen *Nah- und Fernsinnen*. Zu den *Nahsinnen* gehören das Tasten, Riechen und Schmecken, zu den Fernsinnen das Sehen und Hören. Während die Nahsinne vom ersten Lebenstag an eine zentrale Rolle spielen und deshalb schon bei der Geburt weit entwickelt sind, gilt dies nicht für die *Fernsinne* (vor allem das Sehen). Aber auch ihre Entwicklung macht rasch Fortschritte, so dass die wesentlichen Veränderungen vor allem in das erste Lebensjahr fallen. Die Einführung zu diesem Kapitel ist ausführlicher als die vorangegangenen, damit Sie sich auch ein Bild davon machen können, was das Baby schon alles mit auf die Welt bringt, und nicht nur davon, was sich später noch verändert.

Allgemeine Trends der Wahrnehmungsentwicklung

Nahsinne

Bereits in der Schwangerschaft nimmt der *Tastsinn* seine Funktion auf. Streicheln, Massieren und direkter Körperkontakt werden von

Neugeborenen sehr genau registriert und haben große Bedeutung für ihre weitere Entwicklung. So hat man etwa festgestellt, dass sich Frühgeborene, die oft auf der nackten Haut ihrer Eltern liegen, besser entwickeln als Frühgeborene ohne entsprechenden Körperkontakt. Berührungen haben generell eine beruhigende Wirkung auf Babys und machen sie offen für neue Erfahrungen. Anders verhält es sich bei *Schmerzen*. Auch sie werden bereits von den Kleinsten empfunden, gehen aber mit der Ausschüttung von Stresshormonen einher und führen eher zu Rückzug.

Weitere Sinne, mit denen bereits das Neugeborene ausgestattet ist, sind das *Schmecken* und das *Riechen*. Zu keiner Zeit gibt es mehr Sinneszellen im Mund und im Rachen als in den ersten Wochen nach der Geburt. Babys lernen nach wenigen Tagen, den Schweiß- und den Milchgeruch ihrer Mutter vom Geruch anderer Mütter zu unterscheiden. Spätere Veränderungen in der Geruchs- und Geschmackswahrnehmung haben vor allem damit zu tun, dass das Kind immer neue Kombinationen von Duft- und Geschmacksstoffen kennenlernt. Weil diese Entwicklungen aber höchst individuell sind, macht es wenig Sinn, typische Meilensteine in diesen Bereichen zu beschreiben.

Fernsinne

Zu den Fernsinnen gehören das Hören und das Sehen, wobei das Kind schon vorgeburtlich zahlreiche Hörerfahrungen machen kann, während dies nicht auf das Sehen zutrifft. Es überrascht daher kaum, dass das Hören schon bei Neugeborenen recht gut entwickelt ist, das Sehen aber erst Fortschritte machen kann, nachdem das Baby das Licht der Welt erblickt hat. Auch die Koordination beider Sinne kann deshalb erst nach der Geburt gelernt werden.

Wahrnehmung

Hören

Bereits ab dem fünften Schwangerschaftsmonat nehmen Föten Geräusche wahr und lernen viel über ihre Umwelt. Das zeigt sich zum Beispiel daran, dass Neugeborene die Stimme der Mutter von der Stimme anderer Frauen oder die eigene Muttersprache von anderen Sprachen unterscheiden können. Diese Leistungen sind nur möglich, weil schon das ungeborene Kind seiner Mutter sehr genau zuhört. Wenn Mama spricht, lernt das Kind im Bauch etwas über das Lautmuster der eigenen Muttersprache.

Auch wenn vorgeburtliche Lernprozesse das Kind optimal darauf vorbereiten, nach der Geburt Signale der eigenen Muttersprache besonders gut zu verarbeiten, bleibt das Kind offen für andere Erfahrungen. Bis Ende des ersten Lebensjahres kann es Laute aller Sprachen unterscheiden – danach nur noch die Laute für häufig gehörte Sprachen. Sein Gehirn hat sich inzwischen spezialisiert und optimal an die Umwelt angepasst, in der es aufwächst. Hieran zeigt sich ein wichtiges Phänomen, das für die Entwicklung der Wahrnehmung höchst bedeutsam ist: das Phänomen der *sensiblen Phase*. Damit ist gemeint, dass das Kind biologisch vorbereitet ist, bestimmte Erfahrungen zu machen. Sein Gehirn kann sich allerdings nur dann weiterentwickeln, wenn es mit entsprechenden Reizen konfrontiert ist. Dies muss Eltern oder Betreuer aber nicht unbedingt nervös machen. Schließlich bietet jede normale Umwelt genau die Reize, die das Kind braucht, um sich gut an sie anpassen zu können. Probleme gibt es nur in besonderen Fällen – so etwa, wenn mit dem Kind zu wenig gesprochen wird oder wenn es nicht richtig hören kann und diese körperliche Einschränkung erst spät festgestellt wird.

Sehen

Neugeborene sehen noch sehr schlecht und es dauert mehrere Monate, bis ihr Sehsinn so gut funktioniert wie der von Erwachsenen. Das hat gute Gründe: Im Mutterleib ist es dunkel und das Kind hält die Augen die meiste Zeit geschlossen. Kein Wunder also, dass es noch nicht viel erkennt, wenn es zum ersten Mal das Licht der Welt erblickt. Nach der Geburt reifen die Augen, Nervenbahnen und auch das Gehirn so weit, bis das Kind die Welt in vollem Umfang scharf, farbig und kontrastreich wahrnehmen kann. Dafür braucht es Reize, die jede normale Umwelt alltäglich bereithält. Zunächst reagiert das Baby vor allem auf starke Kontraste. Es lernt, Reize zu fixieren, und durchläuft dann eine Phase, in der es regelrecht mit seinem Blick an auffälligen Reizen „klebt", bevor es seinen Blick nach freiem Willen Gesichtern zu- oder von ihnen abwenden und Objekte oder Bilder mit allen Details genau erfassen kann. Die Fähigkeit, die eigenen Augenbewegungen bewusst zu steuern, ist also eine Entwicklungsaufgabe, die das Kind in den ersten Lebensmonaten zu meistern hat.

Von großer Bedeutung für die weitere Entwicklung ist auch die *Koordination beider Augen*. Das Gehirn kann nämlich nur durch Erfahrung lernen, Informationen beider Augen miteinander zu verknüpfen. Kinder, die in den ersten Lebensmonaten mehr als sechs Wochen schielen oder die nur mit einem Auge sehen, ohne dass dieses Problem behandelt wird, haben später mit hoher Wahrscheinlichkeit eine eingeschränkte räumliche Wahrnehmung, weil in diesen Fällen ein Auge das Sehen zu stark dominiert. Auch hier gibt es also eine *sensible Phase* der Wahrnehmungsentwicklung.

Neben der Fixierung von Objekten mit beiden Augen verändert sich auch das *Blickfolgeverhalten* in den ersten Lebenswochen auf typische Weise: Zunächst sind die Augenbewegungen von jungen Babys sehr ruckartig und es fällt den Kindern schwer, auf Richtungswechsel zu reagieren. Dabei gilt es zu bedenken, dass es für Blickfolgebewegungen nicht genügt, nur wahrzunehmen, sondern die Augenbewegungen müssen auch richtig gesteuert werden, damit man das Zielobjekt nicht aus den Augen verliert. Es laufen also verschiedene Prozesse gleichzeitig ab, die nicht von Anfang an perfekt koordiniert sind. Schon bald kann man aber beobachten, dass Blickfolgebewegungen über längere Strecken durchgehalten werden, immer flüssiger gelingen und dass das Kind nun mit Leichtigkeit die Blickrichtung wechseln kann.

Koordination von Hören und Sehen

Damit Sehen und Hören miteinander verknüpft werden können, interessieren sich Babys vor allem für Dinge, die sich bewegen und dabei auch noch Geräusche machen. Indem das Kind seinen Kopf in die Richtung dreht, aus der es ein Geräusch hört, lernt es, beides miteinander in Verbindung zu bringen. Dabei handelt es sich zunächst um eine vom Stammhirn gesteuerte automatische Reaktion. Das Richtungshören hat mehr mit Erfahrung zu tun und ist wesentlich genauer.

Später reicht das Hören alleine, um zu wissen, wer/was ein bestimmtes Geräusch verursacht haben könnte, oder das Sehen alleine, um zu wissen, welche Art von Geräusch zu erwarten ist. Solche Verknüpfungen setzen neben Wahrnehmungserfahrung auch die Fähigkeit voraus, Gegenstände und ihre Eigenschaften im Geiste zu repräsentieren. Das erkennt man zum Beispiel daran, dass das Kind nun nach Gegenständen sucht, die es zuvor gehört oder gesehen hat.

Übergang zum Denken

Verknüpfungen zwischen Sehen und Hören in der Erinnerung markieren gleichzeitig den Übergang von der Wahrnehmung zum Denken. Tatsächlich ist es schwer zu sagen, wo die Wahrnehmung aufhört und das Denken beginnt. Allerdings kann man sagen, dass Objekte oder Ereignisse, an die sich das Kind erinnert, ohne dass es sie augenblicklich wahrnimmt, geistige Repräsentationen voraussetzen. In der Entwicklungspsychologie spricht man von *Objektpermanenz.*

Beziehung der Wahrnehmung zu anderen Lebensbereichen

Die Wahrnehmung ist die Grundlage für das Denken, Sprechen, aber auch die Motorik, Selbstregulation und die Gefühle. Wie soll man etwa lernen, einen Ball zu fangen, wenn man ihn zuvor gar nicht gesehen oder gehört hat? Oder wie soll man wissen, wann man auf die Toilette gehen muss, wenn man die eigenen Körpersignale nicht richtig wahrnehmen und deuten kann?

Vor allem die Fernsinne Sehen und Hören liefern dem Gehirn wichtige Informationen für seine motorische Auseinandersetzung mit der Umwelt. Umgekehrt beeinflussen Bewegungen, Gedanken, kommunikative Signale und Gefühle unsere Wahrnehmung. Es handelt sich also um keine Einbahnstraße, sondern um ein komplexes Wechselspiel, das die Wahrnehmung mit allen anderen Entwicklungsbereichen verknüpft.

Was Sie beim Umgang mit den folgenden Meilensteinen beachten sollten

Wie bereits eingangs erwähnt, kommt das Neugeborene mit recht guten Wahrnehmungsfähigkeiten auf die Welt. Wichtige Veränderungen für bestimmte Sinne (z. B. das Sehen) finden vor allem im ersten Lebensjahr statt. Dies ist ein Grund dafür, dass die Anzahl der Meilensteine, die unter „Wahrnehmung" aufgelistet sind, wesentlich geringer ausfällt als die unter „Motorik". Die Wahrnehmung entwickelt sich einfach früher als andere Kompetenzbereiche. Ein weiterer Grund hat damit zu tun, dass es gerade hier schwerfällt, Alltagsbeobachtungen zu beschreiben, an denen man gut sieht, dass das Kind bedeutsame Fortschritte macht. Zumindest ist es nicht einfach, entsprechendes Verhalten so genau zu beschreiben, dass man klar beurteilen kann, ob es tatsächlich gezeigt wird. Für eine umfangreiche Überprüfung der Wahrnehmungsfähigkeit von Säuglingen und Kleinkindern braucht man besondere Instrumente, die nur dem Kinderarzt zur Verfügung stehen. Um sicher zu sein, dass das Kind Reize aus seiner Umwelt verarbeiten kann, werden daher häufig schon nach der Geburt ein Hörscreening und eine Augenuntersuchung durchgeführt. Sollten Sie später aber den Eindruck haben, dass einer dieser Fernsinne nicht richtig funktioniert, macht es auf jeden Fall Sinn, um eine erneute Überprüfung durch den Arzt zu bitten.

Es ist aber durchaus möglich, sich zumindest von der Funktionstüchtigkeit der Fernsinne eines Kindes auch im Alltag mit einfachen Mitteln einen ersten Eindruck zu verschaffen. Die nachfolgend beschriebenen Meilensteine konzentrieren sich dabei auf das Sehen und Hören. Zunächst geht es um die Steuerung des eigenen Blickverhaltens und dann um die Koordination des Sehens mit dem Hören. Neben dem Sehen und Hören wird auch die Fähigkeit, sich an etwas Wahrgenommenes zu erinnern, Thema sein. Diese Fähigkeit stellt einen wichtigen Übergang von der Wahrnehmung zum Denken dar. Nur wer sich an Wahrgenommenes erinnern kann, kann auch darüber nachdenken. Während sich die Meilensteine zur Wahrnehmungsentwicklung vor allem auf die erste Hälfte der frühen Kindheit beziehen, werden die Meilensteine zur Entwicklung der Erinnerungsfähigkeit erst in der zweiten Hälfte relevant. Sie stellen den Übergang zur Denkentwicklung dar.

Obwohl alle Meilensteine so formuliert sind, dass Sie keine besonderen Hilfsmittel benötigen, um sie zu überprüfen, werden Sie doch hin und wieder gefordert sein, gezielt bestimmte Situationen herzustellen, um eindeutig feststellen zu können, ob das von Ihnen beobachtete Kind eine bestimmte Fähigkeit schon besitzt oder noch nicht. Achten Sie bei der Überprüfung unbedingt darauf, dass das Kind sich in einem wachen und aufmerksamen Zustand befindet und nicht durch andere Reize abgelenkt wird. Hinweise zur Dokumentation der Entwicklung in Form einer Bestandsaufnahme oder der Notierung eines Beobachtungsdatums finden Sie in der Einleitung zu diesem Buch.

38 Objekte in Augenschein nehmen

Schon Neugeborene liegen oft wach im Bettchen und schauen sich um. Weil sie noch sehr unscharf sehen, ist ihr Blick zunächst häufig ins Leere gerichtet. Am ehesten entdecken sie Dinge, die sich am Rand ihres Blickfeldes bewegen und die einen deutlichen Kontrast zum Hintergrund bilden. Solchen Reizen wenden sich Neugeborene gerne zu und versuchen auch, sie dann zu fixieren.

Wenn Sie prüfen wollen, ob das Kind schon zur Fixierung in der Lage ist, nehmen Sie dafür am besten einen flächigen dunklen Gegenstand mittlerer Größe auf (z. B. eine Geldbörse) und führen Sie Ihre Hand von der Seite her in das Gesichtsfeld des Kindes. Achten Sie darauf, dass der Gegenstand kein Geräusch macht, denn sonst können Sie nicht sicher sein, dass das Kind wirklich nur auf das reagiert, was es sieht. Warten Sie zunächst ab, ob das Kind die Hand mit dem Objekt entdeckt und seinen Blick dorthin wendet. Falls nötig, können Sie den Gegenstand ein wenig hin- und herdrehen, damit das Kind ihn bemerkt. Wenn ja, bringen Sie die Hand langsam bis etwa 30 Zentimeter vor die Augen des Kindes. Halten Sie den Gegenstand dort still und prüfen Sie, wie lange das Kind die Hand mit dem Objekt betrachtet. Sind es mindestens drei Sekunden?

Hinweise zur Förderung: Wenn das Kind gerade damit beginnt, Aspekte seiner Umwelt zu erkennen, interessiert es sich vor allem für kontrastreiche Reize mittlerer Größe. Neben Gesichtern interessiert es sich für grobe Schwarz-Weiß-Muster oder Oberflächen mit klaren Farb- und Helligkeitskontrasten. Muster in Pastelltönen oder sanfte Farb- und Helligkeitsübergänge werden dagegen kaum wahrgenommen. Finden Sie heraus, worauf das Kind reagiert und wie sich dies mit dem Alter verändert! Bewegung hilft meistens, überhaupt erst einmal die Aufmerksamkeit auf das Objekt zu lenken.

38 Objekte in Augenschein nehmen

Kind hat im wachen Zustand die Augen weit geöffnet und versucht, in etwa 30 Zentimeter Entfernung ein Objekt für mindestens drei Sekunden zu betrachten. Das Objekt macht dabei kein Geräusch. Das Kind schaut konzentriert und schielt nicht.

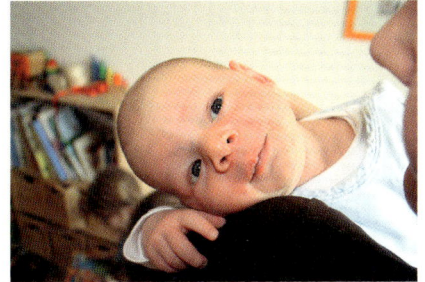

Wahrnehmung

heutiges Datum: _____ 1. Beobachtung am _____

gekonnt? (– /✓) _____ 2. Beobachtung am _____

Notizen

39 Bewegten Gegenständen mit dem Blick folgen

Neugeborene interessieren sich besonders für bewegte Reize. Bewegungen, die vom Rand des Sehfeldes her zur Mitte erfolgen, werden früher bemerkt als solche, die in der Mitte des Sehfeldes starten und sich dann langsam aus dem Blickfeld bewegen. Weiterhin sind Bewegungen auf der Rechts-links-Achse von Bewegungen auf der Oben-unten-Achse zu unterscheiden. Wenn Sie prüfen wollen, welche Blickbewegungen schon möglich sind, wählen Sie einen Moment, in dem das Kind wach ist, auf dem Rücken liegt und geradeaus ins Leere schaut. Setzen Sie sich an sein Kopfende und bewegen Sie einen interessanten Gegenstand in etwa 30 Zentimeter Entfernung von der Seite her langsam in das Blickfeld des Kindes. Prüfen Sie zunächst, wie weit das Objekt in Richtung Mitte bewegt werden muss, bevor das Kind es „entdeckt". Bewegen Sie das Objekt im Bogen vor dem Gesicht des Kindes zur anderen Seite. Machen Sie das Gleiche später in die Gegenrichtung sowie von oben nach unten und umgekehrt. Prüfen Sie auch, ob das Kind dem Gegenstand mit den Augen folgt, wenn es ihn zunächst direkt vor sich sieht und er dann zur Seite geführt wird. Erst wenn das Folgen des Blickes in alle Richtungen funktioniert, können Sie das erste Beobachtungsdatum notieren.

Hinweise zur Förderung: Unsere Welt ist voller bewegter Reize, die sich aus allen Richtungen durch das Sehfeld des Kindes bewegen. Sie brauchen sich daher keine Gedanken zu machen, ob das Kind Gelegenheit genug hat, Blickfolgebewegungen zu üben. Das Leben schult diese Fähigkeit von ganz alleine. Zeigt das Kind über das erste halbe Lebensjahr hinaus kein differenziertes Blickfolgeverhalten, besteht allerdings Anlass, die Ursachen für diese Entwicklungsverzögerung untersuchen zu lassen.

39 Bewegten Gegenständen mit dem Blick folgen

Kind verfolgt ein Objekt, das sich innerhalb seines Sichtfeldes langsam bewegt, kontinuierlich mit den Augen (a) von einer zur anderen Seite, (b) von der Mitte zur Seite *und* (c) von oben nach unten beziehungsweise umgekehrt. Das Objekt macht dabei kein Geräusch.

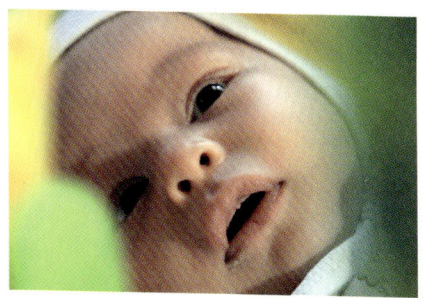

Wahrnehmung

heutiges Datum: _____   1. Beobachtung am _____

gekonnt? (– /✓) _____   2. Beobachtung am _____

Notizen

40 Größere Bilder mit dem Blick erforschen

Kinder, die noch sehr unscharf sehen oder die Probleme haben, ihren Blick zu steuern, werden sich seltener die Zeit nehmen, ein Bild längere Zeit mit den Augen zu erforschen. Sie reagieren auf Bewegungsreize mehr oder weniger automatisch, aber die aktive Steuerung der eigenen Blickbewegung ist ein weiterer wichtiger neuer Entwicklungsschritt. Die Anfänge selbstgesteuerter Blickbewegungen beobachtet man am besten, wenn keine bewegten Reize im Spiel sind. Wählen Sie ein Bild so aus, dass es starke Helligkeits- und Farbkontraste enthält und verschiedene auffällige Motive zeigt. Oder betrachten Sie zusammen ein großes Bilderbuch. Sie dürfen das Kind nicht durch Zeige- oder andere Körpergesten dazu anregen, seine Aufmerksamkeit auf bestimmte Dinge zu lenken. Es geht ja gerade darum festzustellen, ob es schon von sich aus entscheidet, wo es gerade hinschauen möchte. Achten Sie darauf, ob das Kind seinen Blick wirklich wandern lässt und nacheinander unterschiedliche Aspekte des Objekts oder des Bildes betrachtet oder ob sein Blick noch an einzelnen Motiven „klebt". Nur wenn das Kind mindestens drei verschiedene Bildmotive nacheinander fokussiert und das Bild insgesamt mindestens sechs Sekunden lang betrachtet, können Sie das erste Beobachtungsdatum notieren.

Hinweise zur Förderung: Wenn Sie im Kinderzimmer unterschiedliche Poster hängen haben und mit dem Kind auf dem Arm davorstehen, kann es üben, seine visuelle Aufmerksamkeit gezielt zu steuern. Gelingt dies anfangs noch nicht von alleine, kann man durch Zeigegesten nachhelfen, verschiedene Bildteile zu entdecken. Um das Kind nicht abzulenken, ist es sinnvoll, Momente zu wählen, in denen drum herum möglichst wenig „Action" stattfindet. Später wird das Kind auch alleine die Gelegenheit nutzen, Poster, Schaufenster oder Bilderbücher zu betrachten.

40 Größere Bilder mit dem Blick erforschen

Kind konzentriert sich mindestens sechs Sekunden auf ein größeres Bild (mindestens 30 × 30 Zentimeter), das mehrere kontrastreiche Motive zeigt. Das Kind lässt die Augen über große Teile des Bildes wandern und schaut sich mindestens drei verschiedene Motive nacheinander gezielt an.

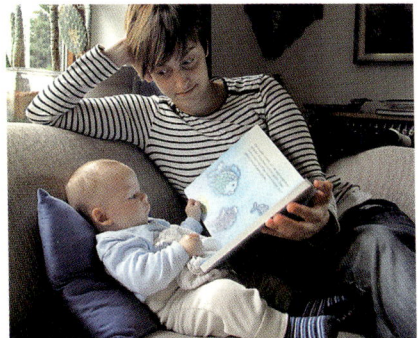

Wahrnehmung

heutiges Datum: _____ 1. Beobachtung am _____

gekonnt? (– /✓) _____ 2. Beobachtung am _____

Notizen

41 Blick auf Geräuschquelle richten

Schon Neugeborene interessieren sich besonders für Klänge und für Töne der menschlichen Stimme. Wenn außerhalb ihres Gesichtsfeldes jemand spricht oder das Telefon klingelt, halten sie plötzlich in ihrer Bewegung inne und drehen ihren Kopf zur Geräuschquelle. Möchte man direkt prüfen, ob das Kind entsprechend reagiert, sollte es dafür auf dem Rücken liegen und geradeaus schauen. Beide Ohren müssen frei sein. Dann kann man in etwa 30 Zentimeter Abstand einmal vom linken und dann vom rechten Ohr lockend rufen oder auf andere Weise ein angenehmes Geräusch machen. Reagiert das Kind nicht, kann man die Lautstärke steigern. Entscheidend ist, dass eine klar erkennbare Reaktion auf das Geräusch *von beiden Seiten* erfolgt. Wichtig ist aber auch, dass das Kind den Kopf nicht dreht, weil es eine interessante Bewegung gesehen hat. Suchen Sie also nach einer Möglichkeit, ohne Bewegung außerhalb des unmittelbaren Sichtfeldes ein Geräusch zu machen! Schließlich geht es bei diesem Meilenstein um das Hören. Ist das Kind gerade müde oder abgelenkt, kann es sein, dass es nicht reagiert. Probieren Sie es in diesem Fall einfach später noch einmal.

Hinweise zur Förderung: Die normale Umwelt hält genügend Lerngelegenheiten für jedes Kind bereit, um das Hören zu schulen. Anregend für alle Sinne ist es zum Beispiel, unter einem Baum zu liegen, bei dem sich Blätter und Vögel in den Zweigen bewegen. Wichtig ist es allerdings, darauf zu achten, ob das Kind überhaupt auf Geräusche reagiert. Wenn Sie den Eindruck haben, es bekommt gar nicht mit, wenn neben ihm ein lautes Geräusch ertönt, sollten Sie es unbedingt dem Kinderarzt vorstellen. Ohne gutes Hören ist auch die Sprachentwicklung eingeschränkt.

41 Blick auf Geräuschquelle richten

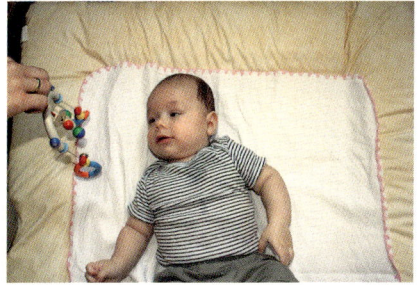

Wenn das Kind wach auf dem Rücken liegt (Kopf gerade) und seitlich neben seinem Kopf in etwa 30 Zentimeter Entfernung ein angenehmes Geräusch ertönt (Quelle nicht zu sehen), reagiert es und wendet seinen Kopf erkennbar dem Geräusch zu (links *und* rechts).

Wahrnehmung

heutiges Datum: _____   1. Beobachtung am _____

gekonnt? (– /✓) _____   2. Beobachtung am _____

Notizen

42 Sich nach Geräuschquelle hinter dem Rücken umdrehen

Neugeborene können Geräusche, die hinter ihnen ertönen, sehr wohl hören, aber sie können sie noch nicht verorten. Das ändert sich allerdings schon bald. Dann wird der Kopf auch um 180 Grad der Geräuschquelle zugewendet. Dies kann auf dem Arm, im Sitzen oder auf der Wickelkommode liegend passieren. Sich nach einem Geräusch umzudrehen, hat nicht nur etwas mit Wahrnehmung und Motorik zu tun, sondern auch mit Denken. Immerhin muss das Kind bereits „wissen", dass es hinter seinem Rücken vermutlich etwas zu sehen gibt. Wenn Sie prüfen möchten, ob das Kind zu dieser Art Richtungshören in der Lage ist, müssen Sie darauf achten, dass die Bewegung, die es ausführen soll, um sich der Geräuschquelle zuzuwenden, nicht zu schwer ist. Am einfachsten lässt sich das einrichten, wenn Sie das Kind auf den Arm nehmen (sein Oberkörper sollte Ihrem Oberkörper zugewendet sein) oder wenn das Kind im Hochstuhl sitzt. Warten Sie zunächst einen Moment ab, in dem es gerade ganz klar zu einer Seite (links oder rechts) schaut. In diesem Augenblick sollte auf der gegenüberliegenden Seite ein interessantes Geräusch ertönen. Dreht es nun den Kopf um 180 Grad, können Sie das erste Beobachtungsdatum notieren. Wichtig ist, dass sich das Kind ganz von einer Seite zur anderen bewegt.

Hinweise zur Förderung: Im normalen Alltag kommt es immer wieder zu Situationen, in denen das Kind etwas hinter seinem Rücken hört. Wenn Sie es dabei gerade auf dem Arm halten, drehen Sie sich zunächst mit dem Kind gemeinsam um, damit es erfährt, wo das Geräusch herkam. Später genügt es, den eigenen Blick der Geräuschquelle zuzuwenden und das Kind sprachlich dafür zu interessieren. Dann wird es irgendwann selbst auf die Idee kommen, sich umzudrehen.

42 Nach Geräuschquelle hinter dem Rücken umdrehen

Wenn das Kind ein Geräusch hinter seinem Rücken wahrnimmt, dreht es seinen Kopf/Körper um 180 Grad, um die Geräuschquelle auch sehen zu können.

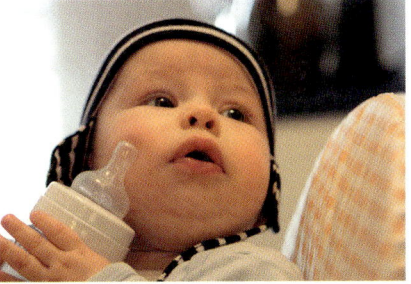

Wahrnehmung

heutiges Datum: _____

gekonnt? (– /✓) _____

1. Beobachtung am _____

2. Beobachtung am _____

Notizen

43 Verschwundenen Gegenständen hinterherschauen

Meilensteine, die mit Erinnerung zu tun haben, bilden eine Schnittstelle zwischen der Wahrnehmungs- und Denkentwicklung. Verschwindet ein Gegenstand hinter einer Verdeckung – zum Beispiel wenn ein Flugzeug kurzzeitig hinter eine Wolke fliegt –, müssen wir das Objekt zwischendurch im Geiste wachhalten (repräsentieren), um es nicht sofort zu vergessen. Während für die ganz Kleinen gilt: „Aus den Augen aus dem Sinn", richten ältere Babys ihren Blick für mehrere Sekunden auf die Stelle, wo ein interessantes Objekt gerade verschwunden ist. Im Alltag kann man entsprechendes Verhalten gut beobachten, wenn ein Spielpartner plötzlich den Raum verlässt oder ein Spielzeug verdeckt wird. Schaut das Kind mehr als drei Sekunden hinterher, so zeigt es damit die hier gefragte Fähigkeit. Wenn Sie direkt testen möchten, ob ein Kind schon dazu in der Lage ist, interessieren Sie es zunächst für einen Gegenstand und schieben Sie ihn dann hinter eine Verdeckung. Achten Sie genau darauf, ob das Kind seinen Blick dann für mindestens drei Sekunden auf der Kante der Verdeckung ruhen lässt.

Hinweise zur Förderung: Guck-Guck-Spiele machen Babys besonderen Spaß, wenn sie gerade lernen, dass Objekte weiter existieren, obwohl sie für kurze Zeit nicht sichtbar sind. Sie bilden daher ideale Übungsmöglichkeiten. Beginnen Sie zunächst, indem Sie Ihr Gesicht ganz kurz hinter einem Kissen vor dem Kind verstecken. Dann sieht es noch andere Körperteile und weiß, dass Sie nicht ganz weg sind. Probieren Sie es später mit einem Spielzeug, das komplett verschwindet. Wenn das Kind schon zuverlässig mit dem Blick warten kann, verändern Sie die Zeitdauer, bis das Objekt wieder auftaucht. Dies hält das Spiel länger spannend und Sie werden sehen, wie sich das Gedächtnis für Objekte allmählich verbessert.

43 Verschwundenen Gegenständen hinterherschauen

Kind sucht Gegenstand, der sich aus seinem Blickfeld bewegt hat, mit den Augen an der richtigen Stelle (dort, wo er verschwunden ist oder wo er wieder auftauchen könnte). Es fixiert die passende Stelle mindestens drei Sekunden und wartet auf sein Wiedererscheinen.

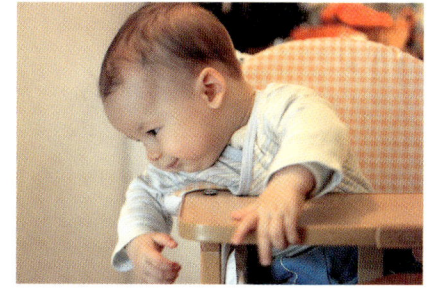

heutiges Datum: _____ 1. Beobachtung am _____

gekonnt? (– /✓) _____ 2. Beobachtung am _____

Notizen

Wahrnehmung

44 Aktiv nach Gegenstand suchen, der zuvor komplett verdeckt wurde

Babys verstehen früh, dass Objekte, die kurz aus dem Sichtfeld verschwinden, noch weiter existieren. Es ist aber offensichtlich trotzdem noch länger schwierig für sie, aktiv nach einem Gegenstand zu suchen, der verdeckt ist. Anfangs starren die Kinder nur auf die Verdeckung, ohne etwas zu unternehmen. Dann bemühen sie sich, die Verdeckung zu entfernen, aber nur, wenn der Gegenstand noch halb zu sehen ist. Schließlich suchen sie auch nach voll verdeckten Gegenständen. Erst dann haben sie den hier genannten Meilenstein erreicht. Entwicklungspsychologen sprechen von *einfacher Objektpermanenz*. Um zu prüfen, ob diese Fähigkeit schon vorliegt, sollte das Kind zunächst für ein Objekt interessiert werden. Nur wenn das Objekt wirklich attraktiv ist, wird später danach gesucht. Dann sollte das Objekt vor den Augen des Kindes in Greifnähe von einem Tuch verdeckt werden, das sich leicht wegziehen lässt. Anschließend wird beobachtet, ob das Kind das Objekt sucht, indem es am Tuch zieht.

Hinweise zur Förderung: Versteckspiele machen Kindern sehr viel Spaß, wenn sie gerade in der Phase sind, in der sie lernen, Objekte im Geiste zu repräsentieren. Einfache Guck-Guck-Spiele kann man abwandeln, indem man einen interessanten Gegenstand vorübergehend unter einer Decke verschwinden lässt, die man kurz anhebt, um zusammen mit dem Kind zu schauen, ob er noch da oder „weg" ist. Ist das Kind geistig schon bereit für Objektpermanenz, wird es bald selbst danach suchen wollen. Sie können dann die Zeitdauer schrittweise verlängern, um zu sehen, wie lange das Kind warten kann, ohne das Objekt zu vergessen.

44 Aktiv nach Gegenstand suchen

Kind versucht, eine Verdeckung zu entfernen, wenn es einen Gegenstand haben möchte, der unmittelbar zuvor vor seinen Augen darunter versteckt wurde. Gegenstand darf nicht unter der Verdeckung hervorschauen, wenn das Suchen beginnt!

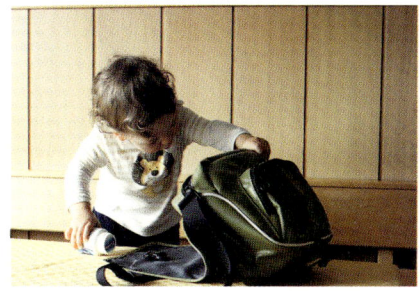

Wahrnehmung

heutiges Datum: _____ 1. Beobachtung am _____

gekonnt? (– /✓) _____ 2. Beobachtung am _____

Notizen

Denken

Durch die Sinnesorgane erhält das Baby jenes Futter, das es dringend braucht, um seinen Geist zu entwickeln. Wahrnehmung und Denken sind daher sehr eng miteinander verschränkt. Gut erkennbar ist das am Beispiel der Suche nach verdeckten Gegenständen, von denen im Wahrnehmungskapitel die Rede war. Hier zeigt das Blickverhalten der Babys, dass Objekte im Geiste repräsentiert werden können. An der Art, wie Säuglinge Gegenstände gezielt mit den Augen und Händen erforschen, kann man ebenfalls erkennen, dass sie sich etwas dabei denken. Die Räder vom Spielzeugauto, die Augen der Puppe oder der Zipfel vom Kissen im Bettchen – alles wird genau inspiziert und dabei gleichzeitig gedanklich eingeordnet. Verfolgt man dieses Argument konsequent weiter, so lässt sich das Denken gar nicht strikt von anderen Bereichen der Entwicklung trennen.

Früher dachte man, erst mit dem Sprechen setze auch die Denkfähigkeit ein. Diese Zeiten sind aber schon lange vorbei. Nach Vorstellung moderner Entwicklungspsychologen denken Babys von Geburt an. Einige Forscherinnen und Forscher vertreten sogar die These, dass es angeborene Denkstrukturen gibt, die uns helfen, die ersten Erfahrungen einzuordnen und so allmählich Weltwissen aufzubauen.

Wie auch immer man Denken definieren mag – es ist in jedem Fall eine Aktivität, bei der das Kind das, was es aktuell wahrnimmt oder erinnert, selbstständig im Geiste ordnet oder neu kombiniert. Und diese allgemeine Fähigkeit kann man bereits sehr früh beobachten. Sie ist für alle Lebensbereiche wichtig. Trotzdem sind unter „Denken" nicht allzu viele Meilensteine zu finden. Dies liegt unter anderem daran, dass sich geistige Fortschritte teilweise in Verhaltensänderungen widerspiegeln, die anderen Kapiteln (z. B. Sprache, soziale Beziehungen, Gefühle) zugeordnet sind. Oder die Verhaltensweisen lassen sich nicht so gut beschreiben, dass sie einerseits für alle Lebensbereiche gleichermaßen gelten und andererseits präzise genug definiert sind, um sie im Alltag gut identifizieren zu können.

Auch wenn Kinder in den ersten Lebensjahren zum Teil beachtliches Wissen über die Welt aufbauen (z. B. über physikalische, mathematische oder psychologische Gesetzmäßigkeiten), sind diese Fortschritte nicht Gegenstand der vorliegenden Meilenstein-Sammlung, die sich primär auf inhaltsübergreifende abstrakte Veränderungen im Denken bezieht.

Allgemeine Trends der Denkentwicklung

Ganz zu Beginn des Lebens kann das Kind Objekte noch nicht in allen Einzelheiten wahrnehmen. Es beginnt aber trotzdem schon früh, erste Repräsentationen von Objekten zu bilden und sich an konkrete Objekte zu erinnern (siehe auch Kapitel zur Wahrnehmung). Außerdem fängt es an, auf der Basis seiner Wahrnehmung grobe Objektklassen zu bilden. Es ordnet Objekte in Kategorien ein. Dabei beachtet es auch Verhaltensmerkmale und Bewegungsmuster. So lernt das Kind rasch, dass sich nur Menschen und Tiere von alleine bewegen können und miteinander kommunizieren. Später kann es dann verschiedene Arten innerhalb der groben Kategorie Lebewesen aufgrund ihres Aussehens und Verhaltens unterscheiden. Das Sortieren von Erfahrungen ist notwendig, um einmal Gelerntes auf neue Situationen übertragen zu können. Leider kann man das gedankliche Sortieren von Säuglingen nur unter Laborbedingungen beobachten. Wenn das Kind älter ist, lässt sich diese Fähigkeit aber auch im Alltag erkennen.

Darüber hinaus lernt das Kind, die Bedeutung, die es Dingen, Handlungen oder Ereignissen gibt, zu symbolisieren. Zunächst kommen Körpergesten zum Einsatz, um sich mit anderen zu verständigen. Diese Gesten können sich auch auf Objekte beziehen. Sobald Babys anfangen zu verstehen, wofür bestimmte Objekte gebraucht werden, zeigen sie mit den Objekten (oder Spielzeugmodellen) Funktionshandlungen. Zum Beispiel halten sie das Mobiltelefon ans Ohr und brabbeln oder sie fahren sich mit Mamas Bürste über ihr eigenes Haar. Solche Handlungen bilden den Übergang zur Entwicklung des Symbolverständnisses. Das Kind versteht nun, dass Zeichen für bestimmte Objekte oder Ereignisse stehen können, obwohl sie dem eigentlich Gemeinten gar nicht ähneln. So hat zum Beispiel die Körpergeste des Winkens rein äußerlich nichts mit Abschied zu tun und das Wort „Hund" hat ebenfalls keine Ähnlichkeit mit dem Objekt, auf das es sich bezieht. Zeichen oder Symbole sind austauschbar. Im Als-ob-Spiel kann das Kind Objekte nun als Stellvertreter für etwas anderes verwenden (z. B. Murmeln als Stellvertreter für Erbsen bei der Zubereitung von Essen für die Puppe oder Holzstöckchen als Stellvertreter für Kämpfer, die im Sandkasten aufeinandertreffen). In der Kommunikation lernt es, Worte zu verstehen und Dinge beim Namen zu nennen. Doch davon ist die Rede in einem anderen Kapitel.

Die Aktivitäten des sich entwickelnden Geistes sind auch noch an anderen Verhaltensweisen erkennbar: Kinder, die schon verstanden haben, dass man manchmal nicht auf direktem Weg zum Ziel kommt, lernen rasch, dafür Hilfsmittel zu benutzen. Wie das geht, schauen sie sich von anderen Menschen ab oder sie finden es selbst heraus. Wenn der Arm nicht lang genug ist, um an ein gewünschtes Spielzeug zu kommen, lohnt es sich vielleicht, an der Decke, auf der das Spielzeug liegt, zu ziehen. Bei solchen Überlegungen greift das Kind schon auf sein Wissen über Objektkategorien und auf seine Fähigkeit, sich Ereignisse im Geiste vorzustellen, zurück.

Fantasie und Vorstellungskraft braucht das Kind außerdem für planvolles Handeln, denn dabei simuliert es in Gedanken Abläufe oder sucht nach verschiedenen Möglichkeiten, Ziele zu verwirklichen. Dies ist etwa der Fall, wenn das Kind an etwas herankommen möchte, das sich auf einem Schrank befindet und sich nach einem Moment des Nachdenkens aus Büchern, Kissen oder anderen Objekten einen Turm baut, um sein Ziel zu erreichen. Solches Verhalten ist ein klares Zeichen für fortgeschrittenes Denken, weil hier das vorausschauende Denken wichtig wird. Bedeutsam ist dabei auch, dass das Kind nicht gleich aufgibt, wenn etwas nicht klappt, sondern die Situation im Geiste analysiert, um nach anderen Wegen der Problemlösung zu suchen.

Beziehung zwischen dem Denken und anderen Lebensbereichen

Seine Denkfähigkeit macht den Menschen zu etwas ganz Besonderem. In Gedanken können wir Gegenstände repräsentieren, die gerade nicht wahrnehmbar sind, wir können Handlungen ausführen und Situationen durchspielen, die nicht wirklich passieren, und wir können uns Gefühle und Eindrücke bewusst machen. Wie bereits eingangs erwähnt, ist das Denken daher zentral für alle anderen Entwicklungsbereiche. Es zeigt sich in der Art, wie wir Gegenstände wahrnehmen und mit den Händen untersuchen; daran, dass wir beginnen, Worte zu verstehen und grammatische Regeln in der Sprache zu berücksichtigen. Wir können es in sozialen Beziehungen beobachten, etwa wenn wir lernen, Gesten zu verstehen, wenn wir uns gemeinsam mit anderen auf bestimmte Gegenstände beziehen oder wenn wir soziale Regeln in Alltag und Spiel beachten. Es zeigt sich auch in der Selbstregulation und in unserem Umgang mit Gefühlen: Die Fähigkeit, eigene Impulse zu steuern, hat genauso etwas mit Denken zu tun wie die Bewertung von Situationen oder Menschen, die für die Entstehung von Gefühlen wichtig sind. Von allen diesen Fähigkeiten ist später noch ausführlich die Rede. Wie bereits zu Anfang betont wurde, zeigt sich das Denken nicht nur an den Meilensteinen, die in diesem Kapitel zusammengefasst sind, sondern auch an vielen anderen Teilfähigkeiten, die in anderen Kapiteln erwähnt werden.

Was Sie beim Umgang mit den nachfolgenden Meilensteinen beachten sollten

Das vorliegende Kapitel konzentriert sich in seiner Darstellung ausschließlich auf Fähigkeiten, die abstrakt (also unabhängig von konkreten Inhalten) beschrieben werden können. Zu den inhaltsübergreifenden Fähigkeiten, die hier Erwähnung finden, gehören Fähigkeiten zum Darstellen und Symbolisieren, zum räumlichen Ordnen und zum planvollen Handeln. Solche allgemeinen Denkfähigkeiten genau zu beschreiben, war nicht einfach. Sie genau zu beobachten, ist ebenfalls nicht ganz leicht! Man muss sich zunächst klarmachen, worin der Kern der Leistung besteht, die im Meilenstein beschrieben wird. Am besten notieren Sie in Einzelheiten, wie das Verhalten genau aussah, von dem Sie glauben, es passe zu dem bezeichneten Meilenstein. Am Ende der Seite gibt es dafür Platz.

Umgang mit den Meilensteinen

Lohnend ist es darüber hinaus, sich beim Lesen der späteren Kapitel immer wieder selbst zu überlegen, inwiefern die dort aufgelisteten Meilensteine ebenfalls Denkfähigkeiten erfordern. Sie werden rasch merken, dass Fortschritte in der Sprachentwicklung, in der sozialen Entwicklung, der Selbstregulation und der Gefühlsentwicklung kaum vorstellbar sind, ohne anzunehmen, dass sich auch die geistigen Fähigkeiten des Kindes wesentlich weiterentwickeln.

Darstellen und symbolisieren

45 Körpergesten zur Verständigung einsetzen

Auch wenn das Kind noch nicht sprechen kann, tritt es bereits mit anderen in Kontakt. Verwendet es dabei Körpersprache, um eine bestimmte Botschaft auszusenden, kann dies ein erstes Anzeichen von Symbolverständnis sein. Dabei ist klar zu unterscheiden zwischen einer Geste, die direkt ein Bedürfnis oder ein Gefühl ausdrückt (z. B. ausgestreckte Arme, um hochgenommen zu werden, oder Wegdrehen, wenn man etwas nicht mag), und einer Geste, die eher symbolischen Charakter hat (z. B. Winken zum Abschied, Handzeichen oder Geräusch als Stellvertreter für ein bestimmtes Objekt). Symbolische Körpergesten erkennt man daran, dass sie nicht zwingend mit der Botschaft selbst zusammenhängen. Zum Beispiel ist das Winken nicht in jeder Kultur ein Zeichen für Abschied. Treten symbolische Gesten auf, ohne dass sie direkt zuvor von einer anderen Person demonstriert wurden und deshalb nachgeahmt werden können, und benutzt das Kind sie wiederholt (mindestens dreimal) in verschiedenen Situationen, um ganz gezielt etwas Bestimmtes auszudrücken, kann das erste Beobachtungsdatum notiert werden. Gilt das gleiche für eine weitere Geste, notieren Sie bitte das zweite Datum.

Hinweise zur Förderung: Seien Sie ein gutes Modell, indem Sie selbst häufig Körpergesten verwenden und die Gesten des Kindes interpretieren! Wählen Sie in ihrer eigenen Körpersprache Bewegungen und Laute aus, die das Kind selbst leicht zeigen kann, so wird es diese Anregungen gerne aufgreifen und sich bei passenden Gelegenheiten ähnlich verhalten. Deutliches Nicken, Kopfschütteln oder Winken bieten einen guten Einstieg.

45 Körpergesten zur Verständigung einsetzen

Kind macht gezielt eine Geste, um etwas zu benennen. Es wird mindestens eine Geste wiederholt (dreimal) zur Verständigung eingesetzt, ohne dass ein Erwachsener sie vorher ausgeführt hat oder das Kind aufgefordert wurde, die Geste zu zeigen.

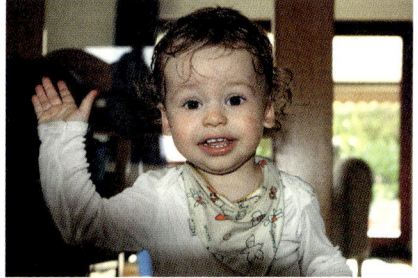

heutiges Datum: _____

gekonnt? (– / ✓) _____

1. Beobachtung am _____

2. Beobachtung am _____

Notizen

46 Funktionshandlungen ausführen

Funktionshandlungen beziehen sich auf Objekte. Sie können sehr verschieden aussehen: Das Kind versucht, einen Schlüssel ins Schloss zu stecken, es will die Fernbedienung benutzen, den Wasserhahn aufdrehen, hält das Handy ans Ohr, versucht, sich mit der Bürste zu kämmen, mit einem Werkzeug eine Schraube zu drehen, mit einem Lappen die Treppe zu wischen oder einen Staubsauger über den Teppich zu schieben. Immer wenn es eine Handlung ausführt, die passend für den Gegenstand ist, den es verwendet, ohne dass diese Handlung unmittelbar zuvor demonstriert wurde, zeigt es damit, dass es etwas über die Funktion des Gegenstands weiß. Dabei spielt es keine Rolle, ob das Verhalten zum gewünschten Effekt führt. Für das Erreichen des Meilensteins ist es auch unwichtig, ob die Handlung mit echten Alltagsobjekten oder mit Spielzeugmodellen gezeigt wird. Sie muss nur absichtsvoll *und* passend sein. Das Kind demonstriert so sein Wissen über Gegenstände und übt sich darin, mit den Gegenständen im richtigen Kontext angemessen umzugehen.

Hinweise zur Förderung: Wissen über Funktionshandlungen wird vor allem durch Beobachtung gelernt und durch Imitation geübt. Wenn Sie gerade im Haushalt beschäftigt sind oder wenn Sie etwas reparieren und dabei Hilfsmittel benutzen, lassen Sie das Kind „mitmischen". Geben Sie ihm Gelegenheit, das Verhalten selbst auszuprobieren – entweder mit realen Gegenständen oder mit Spielzeugmodellen. Es handelt sich um wichtige Lerngelegenheiten!

46 Funktionshandlungen ausführen

Kind zeigt, dass es weiß, was man mit bestimmten Objekten tut. Auch ohne vorherige Demonstration verwendet es reale Gegenstände (z. B. Bürste) oder Modelle (z. B. Spielzeugauto), um ein für das Objekt typisches Verhalten damit auszuführen.

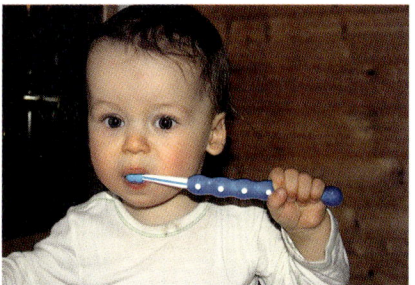

Denken

heutiges Datum: _____   1. Beobachtung am _____

gekonnt? (– /✓) _____   2. Beobachtung am _____

Notizen

47 Als-ob-Spiele durchführen

Bei Als-ob-Spielen wird ein Stöckchen zum Schraubenzieher, ein Besen zum Pferd, aus einfachen Steinen wird eine Armee von Soldaten, ein Bauklotz steht für ein Auto und fährt über die Autobahn auf dem Teppich. Sobald das Kind einmal damit begonnen hat, die Welt im Kopf zu repräsentieren, übt es diese Fähigkeiten im Symbolspiel. Es braucht zwar noch konkrete Gegenstände, um seine Fantasie zu beflügeln, aber diese Gegenstände sind jetzt lediglich Stellvertreter für das, was eigentlich gemeint ist. Indem das Kind zu Beginn des Spracherwerbs Symbolspiel mit Objekten zeigt, macht es nach außen hin deutlich, wie weit sich seine Vorstellungskraft bereits entwickelt hat: Die Handlungen laufen noch nicht ganz im Kopf ab, sondern es werden Objekte gebraucht, um sie in Szene zu setzen – aber diese Gegenstände müssen den gemeinten Objekten äußerlich nicht mehr ähneln. Sie sind austauschbar. Wenn das Kind einem Objekt stellvertretend für ein ganz anderes Objekt eine Rolle zuweist (z. B. einen Bauklotz zum Auto erklärt), haben Sie Symbolspiel beobachtet.

Hinweise zur Förderung: Je weniger realistische Spielzeugmodelle zur Verfügung stehen, desto wahrscheinlicher tritt Symbolspiel auf. Weil Symbolspiel das Kind darin übt, Objekte, Situationen und Handlungen im Geiste zu simulieren, ist es hilfreich, wenn Erwachsene diesen Prozess nicht stören. Bietet das Kind Ihnen an, in seine Spielwelt mit einzutauchen, dann lassen Sie sich einfach auf die Spielebene ein. Oft ist das Kind aber auch ganz vertieft in seine eigene Fantasiewelt. Dann sollten Sie ihm diesen Raum frei halten und dafür sorgen, dass es nicht gestört wird.

47 Als-ob-Spiele durchführen

Kind weist Gegenständen (nicht Personen!) im Spiel eine Bedeutung zu, die nicht zu ihrem Aussehen und/oder zu ihrer normalen Funktion passen. Es spielt Als-ob-Spiele (z.B. Besen als Pferd, Kiste als Boot).

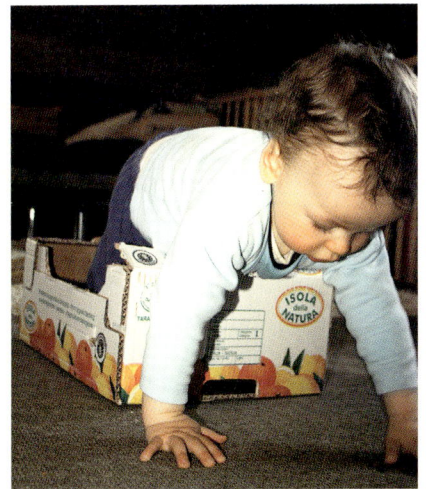

Denken

heutiges Datum: _____   1. Beobachtung am _____

gekonnt? (– / ✓) _____   2. Beobachtung am _____

Notizen

48 Objekte am richtigen Platz finden

Sich Objekte im Geiste vorzustellen, ist eine große Leistung. Eine weitere Herausforderung besteht darin zu wissen, wo sich diese Objekte normalerweise befinden. Zielsicher die Süßigkeiten in der Schublade, das Kuscheltier im Bett, die Socken im Kleiderschrank oder das Kabel in der Ecke zu suchen, verrät viel über Fortschritte im Denken. Das Kind kann nicht nur den Gegenstand selbst repräsentieren, sondern es weiß auch, wo er hingehört. Der Gegenstand wird einem bestimmten Platz zugeordnet oder an einem bestimmten Ort vermutet. Wenn Sie überlegen, ob das Kind dieses Verhalten schon zeigen kann, ist es ganz wichtig darauf zu achten, dass es nach einem ganz bestimmten Objekt sucht, ohne es in der letzten halben Stunde dort gesehen zu haben. Nur dann muss es nämlich auf sein Vorwissen über Orte zurückgreifen und kann sich nicht auf sein kurzfristiges Gedächtnis berufen. Und dieses Vorwissen ist im vorliegenden Fall von speziellem Interesse.

Hinweise zur Förderung: Es liegt auf der Hand, dass ein Kind nur dann lernen kann, Dinge gezielt zu suchen, wenn sie normalerweise einen festen Platz haben. Ein Zimmer, das selten aufgeräumt ist, bietet dafür wenig Gelegenheit. Selbst wenn das Kind sich auf den Weg zu einem bestimmten Ort macht, wird es unterwegs leicht von anderem Spielzeug abgelenkt und verliert sein Ziel aus den Augen. Wer Kindern Ordnung beibringen möchte, muss sie ihnen zunächst anbieten. Hilfreich ist es auch, vor den Augen der Kleinen Spielzeug aufzuräumen, sich dabei mit ihnen zu unterhalten und ihnen zu zeigen, wo man was verstaut.

48 Objekte am richtigen Platz finden

Kind sucht gezielt an einem bestimmten Ort nach einem konkreten Objekt (z. B. in Dose, Kiste, Schublade, Schrank, Tasche), oder es zeigt auf den Ort, wenn man es fragt: „Wo ist X?", ohne das Objekt in der letzten halben Stunde dort gesehen zu haben.

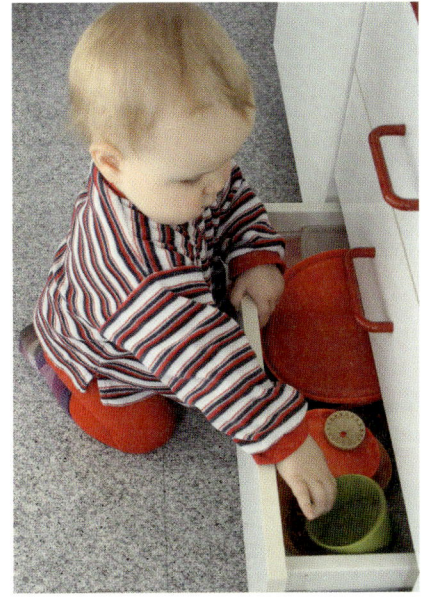

Denken

heutiges Datum: _____   1. Beobachtung am _____

gekonnt? (– /✓) _____   2. Beobachtung am _____

Notizen

49 Beginnendes Sortierverhalten

Das Sortieren hilft, sich einen Überblick über eine größere Menge von Gegenständen zu verschaffen. Kleine Kinder verstehen die Nützlichkeit dieses Verhaltens noch nicht. Auch wenn sie schon früh in der Lage sind, Ähnlichkeit auf verschiedenen Dimensionen zu beurteilen und Kategorien zu bilden, dauert es in der Regel recht lange, bis sie das aktive Sortieren lernen. Die Hauptschwierigkeit besteht darin, sich auf eine einzige Eigenschaft (z. B. Form) zu konzentrieren und Objekte ausschließlich nach diesem Kriterium in Schubladen oder Ähnliches einzuordnen. Beim Sortieren lernen Kinder also nicht nur, sich einzelne Objekteigenschaften ganz bewusst zu machen, sondern auch, einen Handlungsplan über längere Zeit zu verfolgen. Wenn Sie prüfen wollen, ob das Kind diese Fähigkeit bereits besitzt, sollten Sie ihm zwei Behälter (am besten transparent) zur Verfügung stellen, in denen jeweils schon einige Exemplare der einzelnen Objektart liegen. Geben Sie ihm dann eine Mischung weiterer Exemplare und prüfen Sie, ob das Kind sie richtig einsortiert.

Hinweise zur Förderung: Nutzen Sie Gelegenheiten im Alltag (z. B. Aufräumen), um diese Fähigkeit bewusst zu fördern. Machen Sie die Sortierhandlung zunächst vor und bitten Sie das Kind dann, Ihnen zu helfen. Fragen Sie: „Wozu gehört dieses hier wohl?" Ist ein Kind schon gut geübt, nach einem bestimmten Kriterium zu sortieren, wechseln Sie die Eigenschaft, nach der sortiert wird, und beobachten Sie, wie das Kind reagiert. Sie können diese Übung auch in nützliche Alltagshandlungen einbinden (z. B. Besteck oder Kleidung sortieren).

49 Beginnendes Sortierverhalten

Kind legt Gegenstände, die zu verschiedenen Kategorien gehören (z. B. Murmeln und Bauklötze), in getrennte Behälter. Die Behälter sind bereits mit Exemplaren der jeweiligen Kategorie befüllt. Es werden mindestens zwei neue Objekte jeder Art vom Kind richtig einsortiert.

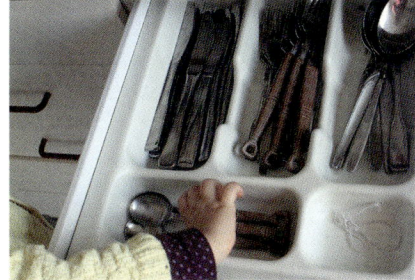

Denken

heutiges Datum: _____ 1. Beobachtung am _____

gekonnt? (– /✓) _____ 2. Beobachtung am _____

Notizen

50 Gezielte Verkettung von Teilhandlungen

Um bestimmte Ziele zu erreichen, muss das Kind einzelne Teilhandlungen kombinieren und Schritt für Schritt umsetzen. Solche Pläne zu erkennen, ist nicht einfach. Oft zeigen Kinder nämlich auch ganz zufällig eine sinnvolle Folge von einzelnen Handlungen. Gemeint sind aber nur solche Handlungsketten, bei denen das Kind von vornherein die Absicht hat, etwas Bestimmtes zu erreichen, etwa wenn das Kind sich gezielt einen Löffel aus der Schublade holt, um damit Brei zu essen, eine Decke in der Kiste sucht, um die Puppe ins Bett zu bringen, sich auszieht, um anschließend ins Planschbecken zu steigen, die Hose runterzieht, um aufs Klo zu gehen. Hier hat das Kind von vornherein ein ganz bestimmtes Ziel und muss, um dieses Ziel zu erreichen, erst eine andere Handlung ausführen. Nicht gemeint sind im vorliegenden Fall sehr simple Handlungsketten wie etwas zu greifen, um es anschließend in den Mund zu stecken. Achten Sie eher auf Situationen, bei denen die Teilschritte gut trennbar sind, sich auf unterschiedliche Gegenstände beziehen und Nachdenken erforderlich ist, um sie zu einem Handlungsplan zu verknüpfen.

Hinweise zur Förderung: Am ehesten regen Sie das Kind dazu an, verschiedene Teilhandlungen zu verketten, indem Sie ihr eigenes Tun kommentieren (z. B. „Ich möchte einen Joghurt essen. Da brauche ich erst mal einen Löffel …"), Beobachtungen benennen (z. B. „Dir fehlt noch ein Blatt, wenn Du malen machen möchtest!"), Kommentare machen (z. B. „Da müssen wir zuerst noch was anderes machen!") oder Fragen stellen (z. B. „Woher bekommen wir ein Tuch, um den Tisch abzuwischen?").

50 Gezielte Verkettung von Teilhandlungen

Kind führt geplant zwei unabhängige Teilhandlungen nacheinander aus, um ein Ziel zu erreichen (z. B. Gießkanne füllen, um Blumen zu gießen). Wichtig ist das Erkennen eines mehrschrittigen Handlungsplanes.

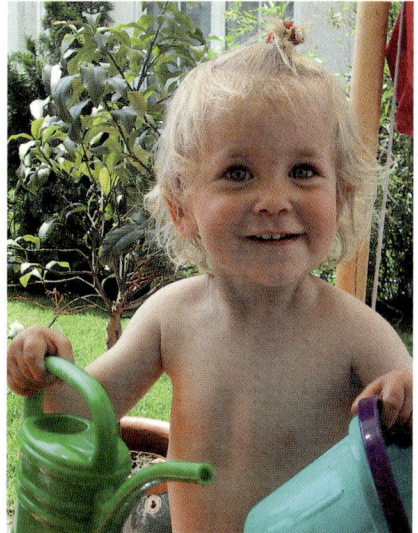

Denken

heutiges Datum: _____ 1. Beobachtung am _____

gekonnt? (– / ✓) _____ 2. Beobachtung am _____

Notizen

51 Kreativer Einsatz von Hilfsmitteln

Bei jedem Werkzeuggebrauch wird ein Objekt als Mittel zum Ziel eingesetzt (z. B. mit Schlüssel Schloss öffnen, mit Stift Strich zeichnen, mit Becher trinken). Diese Form der sinnvollen Nutzung von Hilfsmitteln kann sich das Kind direkt von anderen abgucken. Manchmal zeigt das Kind aber auch ein beachtliches Maß an Kreativität im Einsatz von Hilfsmitteln – dann nämlich, wenn es ein Objekt auf ungewöhnliche Weise nutzt, um sein Ziel zu erreichen: Ein Stift, ein Lineal, ein Löffel oder Stock werden verwendet, um an ein entfernt gelegenes Objekt zu kommen. Bücher werden herbeigeschafft, um ein höher gelegenes Spielzeug zu erreichen. Immer wenn durch den ungewöhnlichen Gebrauch von Objekten ein bestimmtes Ziel erreicht wird und das Kind zuvor nachgedacht hat, welcher Gegenstand dafür verwendet werden kann, ist dies ein Hinweis auf Kreativität beim Einsatz von Hilfsmitteln.

Hinweise zur Förderung: Das Nachdenken darüber, wie man ein bestimmtes Ziel erreichen kann, lässt sich nicht direkt üben oder steuern. Aber je mehr ein Kind schon über Ursache-Wirkungs-Zusammenhänge gelernt hat und je häufiger es sehen konnte, dass auch Erwachsene Objekte in kreativer Weise nutzen, desto höher ist die Wahrscheinlichkeit, dass das Kind selbst irgendwann ähnliches Verhalten zeigt. Wenn es vor einem Problem steht, denken Sie mit ihm gemeinsam laut nach und beschreiben Sie, welche Anforderungen das gesuchte Hilfsmittel erfüllen muss, um nützlich zu sein.

51 Kreativer Einsatz von Hilfsmitteln

Kind sucht, um sein Ziel zu erreichen, ein Hilfsmittel, das es vorher noch nicht in dieser Funktion gesehen hat (z. B. eine Schneeschaufel zum Blätter „kehren"). Man sieht, dass es nachdenkt, welches Werkzeug nützlich sein könnte, bevor es die Handlung umsetzt.

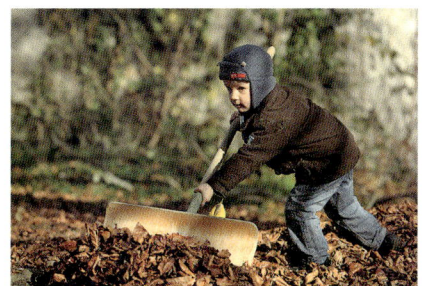

Denken

heutiges Datum: _____   1. Beobachtung am _____

gekonnt? (– /✓) _____   2. Beobachtung am _____

Notizen

52 Probleme lösen

Wenn von „Problemlösen" die Rede ist, meint man damit Situationen, in denen ein Hindernis aus dem Weg geräumt werden muss, um ein Ziel zu erreichen. Dabei muss es sich nicht unbedingt um ein Objekt handeln, das buchstäblich im Weg liegt – es kann auch das Fehlen einer Lösung gemeint sein. In gewissem Sinne ist der kreative Einsatz von Hilfsmitteln bereits ein Problemlöseversuch. Im vorliegenden Fall kommt hinzu, dass das Kind mehr als eine Möglichkeit ausprobiert, um sein Ziel zu erreichen. Dafür braucht es die Fähigkeit, flexibel umzuschalten, wenn ein Lösungsweg blockiert ist, und es muss bereit sein, die Situation im Geiste zu analysieren, um nach Alternativen zu suchen. Wenn Sie beobachten, dass das Kind nach einem gescheiterten Lösungsversuch zunächst nachdenkt und dann noch einmal etwas Neues probiert, haben Sie echtes Problemlösen beobachtet und können das erste Beobachtungsdatum notieren. Dabei spielt es keine Rolle, ob der neue Lösungsansatz zum Erfolg führt oder nicht. Wichtig ist aber, dass mehr als eine Lösung ausprobiert wird, ohne einen Erwachsenen um Hilfe zu bitten.

Hinweise zur Förderung: Problemlösen ist schwer zu fördern, aber leicht zu behindern. Erwachsene, die die Lösung immer gleich für das Kind parat haben (und ausführen) oder die sofort sagen: „Das bringt nichts!", sind wenig hilfreich. Stellen Sie sich lieber die Frage *mit* dem Kind: „Was können wir da machen?" Lassen Sie ihm Gelegenheit, selbst zu merken, was funktioniert und was nicht. Unterstützen Sie das Kind, nicht sofort aufzugeben.

52 Probleme lösen

Kind steht vor einem Problem, für das es die Lösung nicht findet. Auch wenn es zunächst scheitert, denkt es erkennbar über die Lösung nach und probiert mindestens eine weitere Möglichkeit aus, sein Ziel doch noch zu erreichen. (Erwachsene um Hilfe zu bitten, gilt nicht).

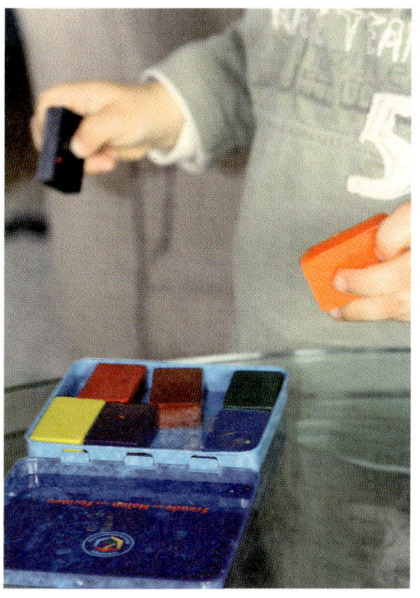

Denken

heutiges Datum: _____ 1. Beobachtung am _____

gekonnt? (– /✓) _____ 2. Beobachtung am _____

Notizen

Sprache

Wie kein anderes Wesen hat der Mensch die Fähigkeit entwickelt, sich mithilfe der Sprache zu verständigen. Ohne Sprache wären wir kaum in der Lage, uns über Objekte oder Ereignisse zu verständigen, die unserer unmittelbaren Wahrnehmung nicht zugänglich sind. Die Sprachentwicklung beginnt bereits vor der Geburt und ist bis zum Grundschulalter schon sehr weit entwickelt. Hält man sich vor Augen, wie kompliziert die dafür notwendigen Lernprozesse sind, so grenzt es fast an ein Wunder, dass Kinder überhaupt in der Lage sind, sich in Worten und Sätzen mit anderen zu verständigen. Doch die Natur hat uns mit einer Reihe von Fähigkeiten ausgestattet, die dieses Wunder möglich machen.

Allgemeine Trends der Sprachentwicklung

Schon im Mutterleib hört der Fötus seine Mutter sprechen und merkt sich den Klang ihrer Stimme. Als Neugeborenes bevorzugt das Kind dann die eigene Muttersprache gegenüber einer Fremdsprache. Es lauscht seinem Gegenüber und versucht, selbst die gleichen Laute zu produzieren. Dafür muss es den Stimmapparat und die Mundmotorik schulen. Bewegungen der Stimmbänder, der Kiefermuskulatur, der Zunge und der Lippen müssen gut koordiniert werden, um ganz bestimmte Laute zu erzeugen. Wie schwer das ist, machen wir Erwachsene uns gar nicht mehr bewusst. Wenn Sie sich vorstellen, dass Sie eine neue Sprache lernen sollen, in der es Laute gibt, die Ihnen nicht vertraut sind, dann können Sie vielleicht erahnen, vor welchen Herausforderungen ein Baby steht, das sprechen lernt.

Noch bevor das Kind sich mit Worten verständlich macht, hat es bereits eine Ahnung von der Bedeutung einiger Worte. Es verbindet beispielsweise eine Vorstellung mit dem Wort „Papa" oder „Auto". Diese Leistung geht vor allem auf Fortschritte der Wahrnehmungs- und Denkentwicklung zurück. Kommen beide Kompetenzen zusammen – die Fähigkeit, Laute gezielt zu produzieren, und die Fähigkeit, die Bedeutung von Worten zu verstehen –, beginnt im zweiten und dritten Lebensjahr die „heiße Phase" des Sprechenlernens.

Aus einzelnen Wörtern werden ganze Sätze – erst Zweiwortsätze, dann Dreiwortsätze, dann noch längere Sätze. Parallel dazu erweitert sich der Wortschatz in rasantem Tempo: Pro Tag lernt das Kind durchschnittlich fünf neue Worte. Über die Frage, wie dies gelingen kann, haben sich zahlreiche Entwicklungspsychologen und Sprachwissenschaftler Gedanken gemacht. Man vermutet, dass wir über spezielle Lernmechanismen verfügen, die dafür sorgen, dass wir ein neu gehörtes Wort zunächst auf ein ganzes Objekt beziehen und nicht auf einzelne Teile oder Eigenschaften. Deshalb tauchen Eigenschaftsworte, die Objekte beschreiben, typischerweise etwas später auf als Worte, die das ganze Objekt benennen. Generell gilt anscheinend die Regel, dass Worte für konkrete Dinge, mit denen das Kind täglich Erfahrungen sammeln kann, eher gelernt werden als Worte für Dinge, die im Alltag nur selten vorkommen, die das Kind nicht interessieren oder die abstrakter Natur sind.

Verfügt das Kind bereits über einen beachtlichen Wortschatz, beginnt es außerdem zwischen Ein- und Mehrzahl (Singular und

Plural) zu unterscheiden. Nun kommen Wie-Wörter (Adjektive) verstärkt ins Spiel. Zunehmend gelingt es dem Kind, grammatische Regeln in der Wortfolge zu berücksichtigen. Es spricht über Ereignisse, die in der Vergangenheit passiert sind oder in der Zukunft passieren werden. Dabei kann es immer wieder vorkommen, dass das Kind grammatikalische Regeln „falsch" anwendet und eigene neue Wortformen schöpft. Gerade solche Fehler zeigen, dass Kinder Sprache nicht nur durch Nachahmung lernen, sondern dass sie sich unbewusst Gedanken über die Regeln machen, nach denen Sprache gebildet wird.

Beziehung zwischen Sprache und anderen Lebensbereichen

So wie die Denkentwicklung Auswirkungen auf die Sprache hat, hat auch die Sprachentwicklung Auswirkungen auf das Denken. Über die sprachliche Kommunikation erfährt das Kind viel Wissenswertes über Dinge, die es nicht unmittelbar wahrnehmen kann. Dieses Wissen vernetzt sich mit eigenen Erfahrungen und erweitert so die geistigen Möglichkeiten. Sprache spielt aber auch für die emotionale und die soziale Entwicklung eine zentrale Rolle: Wer seine Gefühle sprachlich ausdrücken kann, muss nicht handgreiflich werden oder schreien, sondern kann seine Bedürfnisse auf friedliche Weise kundtun. Wer sich verbal mit anderen verständigen kann, wird es beim gemeinsamen Spiel, im Streit oder auch in anderen Situationen leichter haben, eine sozial verträgliche Lösung zu finden.

Was Sie beim Umgang mit den folgenden Meilensteinen beachten sollten

Um die Sprachentwicklung in den ersten Lebensjahren verfolgen zu können, braucht es nicht viel mehr als ein offenes Ohr. Wer genau hinhört, wird es nicht schwer finden zu beurteilen, ob einzelne Meilensteine erreicht sind. Bitte beachten Sie aber unbedingt, dass die beiden Beobachtungsdaten, die Sie notieren, unterschiedlich sind! Das ist für die spätere Auswertung wichtig. Legen Sie am besten ein kleines Heftchen an, in dem Sie alle sprachlichen Äußerungen der ersten Jahre notieren. Es wird sich lohnen! Die Beschreibung der Meilensteine beginnt mit Lauten, geht dann über zu Silben und Worten, bis schließlich auch Sätze ins Spiel kommen. Je genauer Sie die Sprachentwicklung dokumentieren, desto besser werden Sie auch ein Gefühl dafür bekommen, wo das Kind gerade steht.

Bitte notieren Sie für eine gegebene sprachliche Äußerung nur dann ein Beobachtungsdatum, wenn Sie sicher sind, dass diese Äußerung nicht zufällig, sondern absichtsvoll zustande kam. Das erkennt man zumeist daran, dass die gleiche Äußerung wiederholt produziert wird (manchmal in der gleichen Situation, manchmal zu einem späteren Zeitpunkt). Erst wenn das Kind eine *neue* Äußerung der Art macht, die mit dem Meilenstein beschrieben wird, sollte das zweite Beobachtungsdatum notiert werden.

53 Gurren

Babys machen Geräusche – vom ersten Moment ihres Lebens an. Zunächst hört man nur Schlucken, Grunzen und Schmatzen beim Trinken sowie Wimmern, Knöttern oder Schreien, wenn das Kind sich nicht wohlfühlt. Aber schon bald kommen neue Laute hinzu. Jetzt probiert das Baby erstmals seine Stimme aus, ohne dass diese Äußerungen zufällig zustande kommen. Oft liegt es dabei auf dem Rücken und reagiert auf direkte Ansprache durch einen Erwachsenen. Die Anstrengung, die mit der Produktion von Lauten verbunden ist, kann man im Gesicht des Kindes sehen. Immer wieder probiert es, das gleiche Geräusch zu erzeugen. Wenn ihm dabei die Spucke in den Rachen läuft, hört sich das oft wie ein Gurren an.

Hinweise zur Förderung: Bereits von früh an „weiß" das Kind, dass sich in einer Kommunikationssituation Sprechen und Zuhören abwechseln. Wenn das Kind selbst ein Geräusch macht, wartet es als Nächstes ab, wie Sie darauf reagieren. Wenn es Ihnen zuhört, wird es anschließend versuchen, wieder selbst Töne von sich zu geben. Um das Kind bei seinen ersten Kommunikationsversuchen zu unterstützen, sollten Sie Situationen schaffen, in denen Sie direkten Blickkontakt mit dem Kind haben. Äußert sich das Kind irgendwann einmal spontan, nutzen Sie diese Gelegenheit und antworten Sie möglichst auf die gleiche Weise. Auch wenn es komisch klingt: Machen Sie einfach ähnliche Geräusche und lassen Sie dem Kind dann Zeit zu reagieren! So ergibt sich ein Wechselspiel der Kommunikation, bei dem das Kind die Erfahrung macht, gehört, verstanden und angenommen zu werden.

53 Gurren

Kind gibt in wachem, aufmerksamem Zustand absichtlich Laute von sich, die sich eindeutig von Schreien oder Weinen unterscheiden. Dieses Verhalten dauert länger als drei Sekunden.

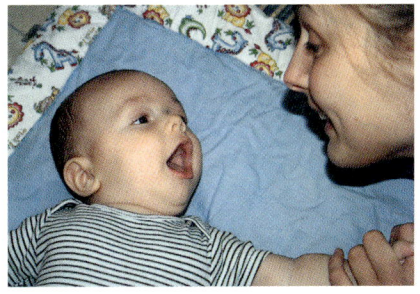

heutiges Datum: _____ 1. Beobachtung am _____

gekonnt? (– /✓) _____ 2. Beobachtung am _____

Notizen

54 Lautieren und brabbeln

Das Lautieren und Brabbeln klingt schon ein wenig nach echter Sprache. Nicht selten bleibt das Kind auf einem Vokal (z. B. „a") und variiert diesen in der Tonhöhe, zum Beispiel beim lauten Gähnen oder beim lauten Ausatmen. Manchmal bleibt das Kind auch auf einer Tonhöhe und spielt mit seinen Lippen, der Zungen- und Mundmuskulatur, um auszuprobieren, wie sich der Klang dadurch verändert. Die Laute fließen einfach so aus ihm heraus – es produziert sie im Bettchen oder beim Spielen –, nicht unbedingt in einer direkten Kommunikationssituation, sondern genauso oft einfach für sich selbst. Notieren Sie das Datum der ersten beiden Tage, an denen Sie solches Verhalten beobachten! Lautübungen helfen dem Kind, Kontrolle über seinen Stimmapparat und die Mundmuskulatur zu erlangen. Sie sind eine wichtige Vorübung für das Sprechen und sie machen dem Kind sichtlich Spaß.

Hinweise zur Förderung: Wenn Sie hören, dass Ihr Kind gerade mit Lauten experimentiert oder vor sich hin brabbelt, lassen Sie ihm Zeit dafür und stören Sie es nach Möglichkeit nicht. Das Kind ist jetzt vollauf mit sich selbst beschäftigt und muss sich auf seine eigenen Geräusche konzentrieren. Wenn man in dieser Situation mit ihm spricht, verstummt es möglicherweise und hört zu, anstatt seine Übungen fortzusetzen. Wenn das Kind direkte Ansprache haben möchte, meldet es sich. Dann ist immer noch Zeit, mit ihm zu kommunizieren. Machen Sie dann ruhig seine eigenen Laute nach! Das hört sich vielleicht lustig an, aber es gibt dem Kind das Gefühl, dass seine Geräusche Botschaften für andere sein können und beantwortet werden.

54 Lautieren und brabbeln

Kind macht erste sprachähnliche Laute, die Selbstlaute (a, e, i, o, u) einschließen. Der gleiche Laut wird wiederholt produziert. Notieren Sie ein Beobachtungsdatum pro Lautform.

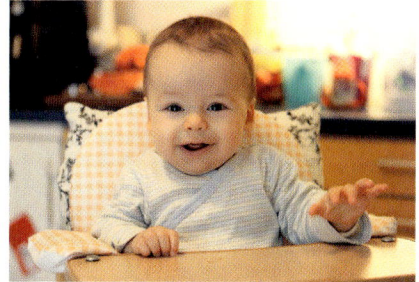

heutiges Datum: _____

gekonnt? (– /✓) _____

1. Beobachtung am _____

2. Beobachtung am _____

Notizen

55 Produktion verschiedener Lautkombinationen

So wie man das ABC lernen muss, um Sprache lesen zu können, muss man erst lernen, verschiedene Laute zu produzieren, bevor sich daraus Worte formen lassen. Beim Experimentieren mit der eigenen Stimme und Mundmotorik entdecken Kinder Kombinationen von Mit- und Selbstlauten (z. B. „ba"). Sie versuchen, diese Kombinationen zu wiederholen, und tun sich damit anfangs schwer. Es kostet sie noch viel Mühe, einzelne Laute ganz gezielt hervorzubringen. Bei der Beobachtung müssen Sie deshalb sorgfältig unterscheiden zwischen Geräuschen, die zufällig entstehen, und solchen, die das Kind absichtlich erzeugt. Erst wenn Sie wiederholt die gleiche Lautkombination gehört haben, können Sie davon ausgehen, dass das Kind sie gezielt produzieren kann. Kinder, die schon mehr als nur eine Kombination absichtlich von sich geben können, haben bereits eine gewisse Kontrolle über ihren Sprechapparat. Sie sind auf dem Sprung zum Sprechenlernen.

Hinweise zur Förderung: Wenn Sie hören, dass ein Kind unterschiedliche Laute gezielt selbst produziert, können Sie diese Laute zunächst wiederholen. Vielleicht ergibt sich die Gelegenheit, einen neuen Laut „vorzuschlagen" (z. B. „ta" statt „ba"). Wenn man Glück hat, bemüht sich das Kind, den neuen Laut zu imitieren. Aber selbst wenn dies noch nicht klappt, ist diese Mühe auf keinen Fall umsonst. Für die Ohren ist das Hören kleiner Variationen auch ein wichtiges Training.

55 Produktion verschiedener Lautkombinationen

Das Kind verknüpft Mitlaute mit Selbstlauten (z. B. „ba", „ta", „pu" oder „mo").
Der gleiche Laut wird wiederholt produziert.
Notieren Sie ein Beobachtungsdatum pro Lautkombination.

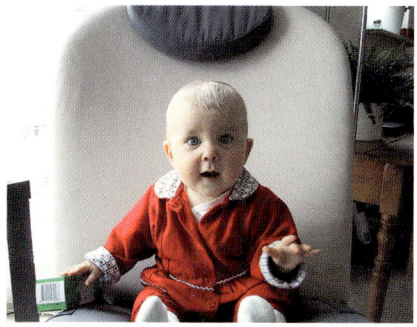

heutiges Datum: _____

gekonnt? (– /✓) _____

1. Beobachtung am _____

2. Beobachtung am _____

Notizen

56 Verdoppelung von Silben

Die meisten Worte unserer Sprache bestehen aus mehr als einer Silbe. Deshalb ist die Silbenverdoppelung ein wichtiger Meilenstein beim Sprechenlernen. Nicht umsonst heißen Mutter und Vater „ma-ma" beziehungsweise „pa-pa". Dies lässt sich besonders leicht aussprechen. Ob das Kind dabei von Anfang an weiß, was gemeint ist, scheint allerdings fraglich. Auch wenn Eltern es nicht gerne hören mögen: Erst wenn die Silbenkombination ganz gezielt zur Ansprache einer bestimmten Person verwendet wird (und nicht früher), kann man sagen, das Kind spricht sein erstes Wort. Die Silbenverdoppelung stellt eine wichtige Vorstufe zum Sprechen mit Worten dar, ist aber nicht mit ihr gleichzusetzen. Sobald das Kind gelernt hat, einzelne Silben absichtlich zu verdoppeln, führt es typischerweise regelrechte Monologe auf einer Silbe und variiert dabei die Sprachmelodie – am liebsten nach dem Aufwachen oder vor dem Einschlafen alleine im Bettchen.

Hinweise zur Förderung: Wenn ein Kind anfängt, Silben zu verdoppeln, sollten Sie es dabei imitieren. Findet das Kind tatsächlich Freude an entsprechend „zweisilbigen" Unterhaltungen, können Sie Abwechslung ins Spiel bringen. Eine Möglichkeit besteht darin, entweder den Mitlaut oder den Vokal zu variieren (z. B. „ba-ba" statt „pa-pa" oder „bo-bo" statt „ba-ba"). Sie können auch mit dem Betonungsmuster spielen („baaa-ba", „ba-baaa"). Jede Abwechslung, die Spaß macht, ist gleichzeitig eine tolle Sprachübung!

56 Verdoppelung von Silben

Kind übt, bestimmte Silben zu wiederholen (z. B. „ba-ba", „ma-ma", „po-po"). Die gleiche Silbenverdoppelung wird wiederholt produziert. Notieren Sie ein Beobachtungsdatum pro Silbenverdoppelung.

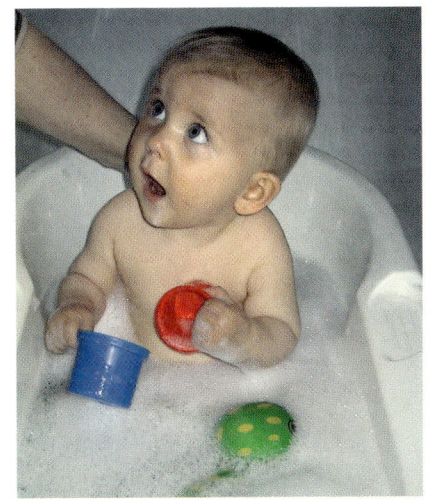

heutiges Datum: _____

gekonnt? (– /✓) _____

1. Beobachtung am _____

2. Beobachtung am _____

Notizen

57 Kombinieren verschiedener Silben

Jetzt sind fast alle Bausteine zur Produktion von Worten entwickelt. Es können nicht mehr nur gleiche, sondern auch unterschiedliche Laute gezielt zusammengesetzt werden. Anfangs wird sich diese Leistung auf bestimmte Silbenkombinationen beschränken. Notieren Sie das erste Beobachtungsdatum, wenn die erste Kombination gezielt und wiederholt produziert wird, und das zweite Beobachtungsdatum, wenn Sie die neue Kombination hören. Normalerweise dauert es lange, bis mehr als zwei Silben aneinandergekettet werden (z. B. „ma-du-da"), aber generell sind Kinder, die mindestens zwei unterschiedliche Silben kombinieren können, nicht mehr weit davon entfernt, Worte, die sie hören, nachzuplappern oder Dingen und Handlungen Namen zu geben. Ihr Sprechapparat ist jetzt so weit entwickelt, dass sie anfangen, sich vielseitig verbal zu verständigen.

Hinweise zur Förderung: Beginnt das Kind mit der Kombination unterschiedlicher Silben, greifen Sie entsprechende Laute auf, sofern diese nach bekannten Worten klingen. Dies ist eine sehr effektive Art, die Kinder in ihrer Sprachentwicklung zu fördern. Das Aufgreifen, leichte Modifizieren und Wiederholen von Silbenkombinationen, die das Kind von sich aus produziert, wirken wie ein Kompass und zeigen dem Kind, dass es auf dem richtigen Weg ist. Damit aus einer zufällig produzierten Silbenkombination die bewusste Verwendung eines Wortes werden kann, braucht das Kind Feedback. Nur so kann es wissen, dass es gerade ein echtes Wort von sich gegeben hat. Zeigen Sie ihm, worauf sich dieses Wort beziehen soll, erhöht dies zusätzlich die Motivation, Sprachlaute zur Benennung zu verwenden.

57 Kombinieren verschiedener Silben

Kind bringt zwei unterschiedliche Silben zusammen (z. B. „ma-mi", „wa-da", „li-lo"). Die gleiche Silbenkombination wird wiederholt produziert. Notieren Sie ein Beobachtungsdatum pro Silbenkombination.

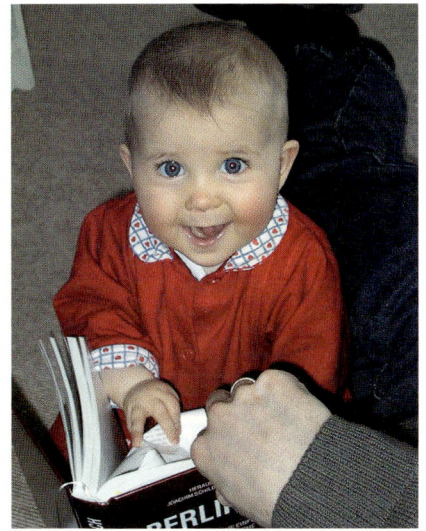

Sprache

heutiges Datum: _____ 1. Beobachtung am _____

gekonnt? (– /✓) _____ 2. Beobachtung am _____

Notizen

58 Erste Worte verstehen

Einige Zeit bevor das Kind seine ersten Worte spricht, ist es in der Lage, Worte zu verstehen. Sagt man etwa: „Wo ist der Ball?", und es kennt bereits die Bedeutung von „Ball", so wird das Kind auf den betreffenden Gegenstand schauen, zeigen oder ihn holen. Um feststellen zu können, ob dies der Fall ist, muss man darauf achten, nicht durch andere Hinweise (z. B. Hinschauen) zu verraten, was gemeint sein könnte. Man sollte außerdem sicher sein, dass die Handlung, mit der das Kind sein Wortverständnis zum Ausdruck bringt, nicht zufällig zustande kommt. Befindet sich beispielsweise nur ein Gegenstand in Sichtweite, liegt es nahe, auf diesen Gegenstand zu schauen oder nach ihm zu greifen – auch ohne Sprachverständnis. Wer als Erwachsener im Spiel mit dem Kind Objekte benennt, ohne darauf zu zeigen oder zu schauen, und genau beobachtet, wie das Kind reagiert, wird bald feststellen, welche Worte schon bekannt sind und welche noch nicht.

Hinweise zur Förderung: Damit das Kind die Namen von Objekten oder Personen kennenlernt, muss es eine Verbindung zwischen gehörtem Wort und Objekt herstellen. Dies geht am besten, wenn Sie auf ein Objekt deuten und dann laut den Namen des Objekts nennen. Dabei müssen Sie aber sicher sein, dass das Kind auch gerade auf diesen Gegenstand schaut und sich dafür interessiert. Es ist sinnvoll, die Objektworte einzeln zu sagen (also nicht im ganzen Satz), damit das Kind nicht zu viel Sprachinformation auf einmal verarbeiten muss.

58 Erste Worte verstehen

Kind schaut oder zeigt auf Objekt, das jemand sprachlich benannt hat. Das gleiche Wort wird in verschiedenen Situationen verstanden (ohne zusätzliche Hinweise wie Blicke oder Zeigegesten). Notieren Sie ein Beobachtungsdatum pro verstandenes Wort.

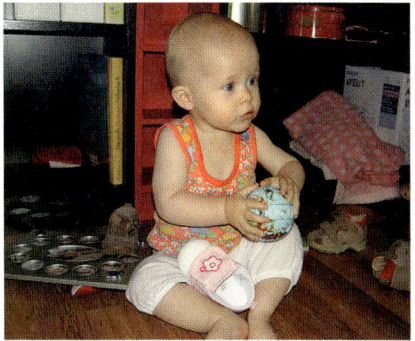

heutiges Datum: _____   1. Beobachtung am _____

gekonnt? (– /✓) _____   2. Beobachtung am _____

Notizen

59 Erste Worte sprechen

Kann das Kind bestimmte Lautfolgen gezielt produzieren und erste Worte verstehen, lernt es im nächsten Schritt, beide Fähigkeiten zu verknüpfen. Es beginnt, Laute gezielt einzusetzen, um sich mit anderen zu verständigen. In verschiedenen Situationen wird es sich immer wieder auf etwas ganz Bestimmtes beziehen und dabei die gleichen Laute produzieren. Diese Laute können ganz anders klingen als das passende Wort (z. B. „da-da" für Spazierengehen) oder sich auf andere Kategorien beziehen, als dies normalerweise der Fall ist (z. B. „wau-wau" für alle Tiere, nicht nur Hunde). Es muss aber klar erkennbar sein, was gemeint ist. Für jedes richtig verwendete Wort können Sie ein Beobachtungsdatum notieren.

Hinweise zur Förderung: Das Verstehen erster Worte und die Fähigkeit, gezielte Laute von sich zu geben, beeinflussen sich wechselseitig. Das Kind kann sich nur dann mit Worten verständigen, wenn es weiß, was mit dem Wort gemeint ist, und wenn es außerdem das Wort (oder eine ähnliche Lautfolge) aussprechen kann. Ermutigen Sie das Kind, Worte, die es schon versteht, laut auszusprechen, und greifen Sie Lautfolgen, die ein Kind schon stabil beherrscht, von sich aus auf. Zeigen Sie dem Kind Objekte, deren sprachliche Bezeichnung so ähnlich klingt wie die Lautfolge, die das Kind von sich aus produziert. Beides unterstützt den Einstieg in die sprachliche Kommunikation.

59 Erste Worte sprechen

Kind benutzt eine bestimmte Lautfolge, um etwas zu benennen (z.B. „da-da" für Spazierengehen). Die gleiche Lautfolge wird in verschiedenen Situationen mit ähnlicher Bedeutung verwendet. Notieren Sie ein Beobachtungsdatum pro Lautfolge.

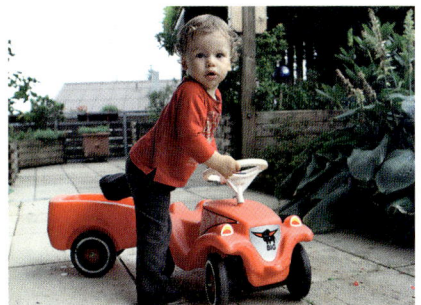

heutiges Datum: _____   1. Beobachtung am _____

gekonnt? (– /✓) _____   2. Beobachtung am _____

Notizen

60 Mindestens 50 unterschiedliche Worte aktiv verwenden

Hat die aktive Sprachproduktion einmal begonnen, geht es zunächst langsam und dann immer schneller vorwärts. Legen Sie eine Liste an, in der jede Lautfolge aufgenommen wird, die zum Wortschatz des Kindes gehört. Dafür muss sie folgende Kriterien erfüllen: Die Lautfolge muss in unterschiedlichen Situationen verwendet werden und dabei immer wieder den gleichen Sachverhalt bezeichnen. Dieser Sachverhalt kann sich auf eine Objektart, auf ein bestimmtes Ereignis, einen Zustand oder etwas anderes beziehen. Worte wie „zu" oder „auf" sind genauso gültig wie Namen oder andere Begriffe. Jede Lautfolge mit Bedeutung zählt. Sobald 50 Worte in der Liste stehen, tragen Sie das erste Beobachtungsdatum ein, sobald das 51. Wort dazu kommt, können Sie das zweite Beobachtungsdatum eintragen. Pro Tag ist aber nur eine Eintragung möglich!

Hinweise zur Förderung: Wenn Sie den Wortschatz eines Kindes in der Anfangsphase des Spracherwerbs erweitern wollen, können folgende Verhaltensweisen hilfreich sein: (1) Sprechen Sie bevorzugt über Dinge, die das Kind interessieren und die es unmittelbar wahrnehmen kann. (2) Stellen Sie stets sicher, dass das Kind seine Aufmerksamkeit auf die Sache gerichtet hat, die Sie gerade benennen. (3) Sprechen Sie laut und deutlich unter Verwendung von Zeigegesten. (4) Sprechen Sie das Wort alleine aus oder betten Sie es in nur kurze Sätze ein. (5) Wiederholen Sie das Zielwort mehr als einmal. (6) Bieten Sie das Wort in verschiedenen Zusammenhängen. (7) Freuen Sie sich mit dem Kind, wenn es versucht, ein Wort nachzusprechen oder zu verwenden.

60 50 unterschiedliche Worte aktiv verwenden

Kind hat einen aktiven Wortschatz von mindestens 50 verschiedenen Worten. Die gleiche Lautfolge wird in verschiedenen Situationen zur Beschreibung des gleichen Sachverhalts verwendet.

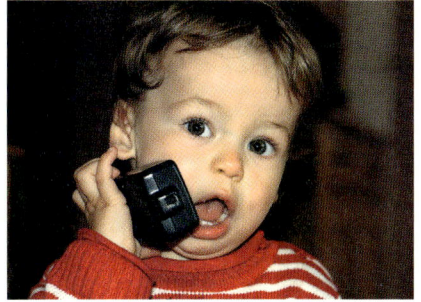

heutiges Datum: _____

gekonnt? (– /✓) _____

1. Beobachtung am _____

2. Beobachtung am _____

Notizen

61 Verwendung von Finalwörtern

Kleinkinder sind sehr interessiert an allen Veränderungen in ihrer Umwelt. Sie möchten verstehen, welche Wirkung sie selbst auf die Umwelt haben. Was passiert, wenn man eine Jacke öffnet, den Deckel von einer Dose schließt, einen Aufkleber abreißt, den Lichtschalter drückt, wenn eine Person den Raum verlässt oder wenn man einen Turm umstößt? Die Folgen solcher Aktivitäten lassen sich mit leicht aussprechbaren kurzen Worten wie „auf", „zu", „ab", „aus", „weg" oder „kaputt" kommentieren, die Endzustände beschreiben. Indem das Kind entsprechende Finalwörter verwendet, fasst es seine Gedanken sprachlich zusammen und macht gleichzeitig deutlich, dass es Ereignisse in Anfangs- und Endzustände untergliedert. Dieser Meilenstein ist deshalb sowohl für die Denk- als auch die Sprachentwicklung bedeutsam.

Hinweise zur Förderung: Wenn Sie feststellen, dass das Kind sich besonders für bestimmte Vorgänge interessiert und immer wieder die gleiche Handlung ausführt oder Ihnen mit Begeisterung bei entsprechenden Handlungen zuschaut, dann ist die Zeit gekommen, Finalwörter ins Spiel zu bringen. Benutzen Sie diese Worte wie Kommentare. Nachdem Sie den Deckel eines Gefäßes geschlossen haben, sagen Sie „zu". Wenn Sie das Licht ausgemacht haben, sagen Sie „aus" usw. So schaffen Sie die besten Voraussetzungen dafür, dass das Kind die Bedeutung von Finalwörtern verstehen lernt und solche Worte selbst verwenden möchte.

61 Verwendung von Finalwörtern

Kind benutzt Worte wie „auf", „zu", „ab", „aus" oder „weg", die das Ende eines Vorgangs beschreiben. Das gleiche Wort wird in verschiedenen Situationen wiederholt korrekt verwendet. Notieren Sie ein Beobachtungsdatum pro Finalwort.

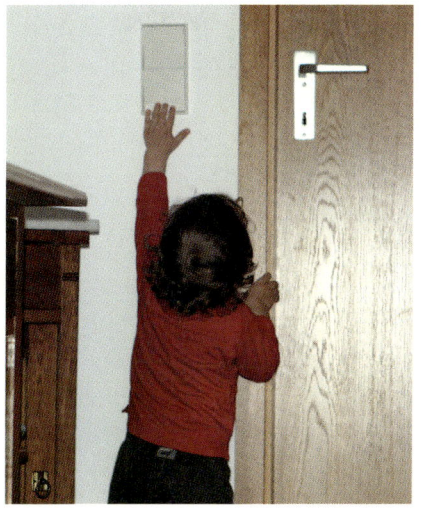

Sprache

heutiges Datum: _____ 1. Beobachtung am _____

gekonnt? (– / ✓) _____ 2. Beobachtung am _____

Notizen

62 Verwendung von Mehrzahlwörtern

Wenn das Kind schon unterschiedliche Wortformen für die Einzahl und die Mehrzahl einer bestimmten Objektart kennt, ist seine Sprachentwicklung bereits fortgeschritten. Im Deutschen haben wir verschiedene Möglichkeiten auszudrücken, dass es sich um die Mehrzahl handelt. Eine typische Form ist das Anhängen von einem „n" wie bei „Farbe-n", von einem „e" wie bei „Hund-e" oder von einem „s" wie bei „Auto-s". Für Kinder, die gerade erst anfangen, die Regeln der Sprache zu verstehen, ist es schwierig, sich in diesem komplexen System auszukennen. Es kann daher gut sein, dass sie noch die „falsche" Form für ein Mehrzahlwort verwenden und deshalb lustige neue Wortformen bilden (z. B. „Büsse", „Kaktusse"). Entscheidend ist aber nur, dass das Kind tatsächlich für Einzahl und Mehrzahl unterschiedliche Wortformen verwendet.

Hinweise zur Förderung: Wenn Sie einem Kind helfen wollen, Mehrzahlworte zu benutzen, dann suchen Sie Gelegenheiten, bei denen Sie auf den Unterschied zwischen Einzahl und Mehrzahl hinweisen können. Wenn sie beispielsweise die Malkiste aufräumen, können Sie sagen: „Gib mir bitte *einen Stift*." Dann zeigen Sie auf die ganze Dose und sagen: „Da sind aber *viele Stifte*!", wobei Sie das Ende des Wortes besonders betonen. Bildet das Kind selbst eine falsche Mehrzahlform, wiederholen Sie einfach das gleiche Wort in richtiger Sprechweise.

62 Verwendung von Mehrzahlwörtern

Kind benennt Objekte in Mehrzahl und verändert dafür das Wortende (z. B. „Autos" statt „Auto"). Dabei kommt es auch zu lustigen Formbildungen (z. B. „Ananässe", „Mädchens"). Notieren Sie ein Beobachtungsdatum pro Mehrzahlwort.

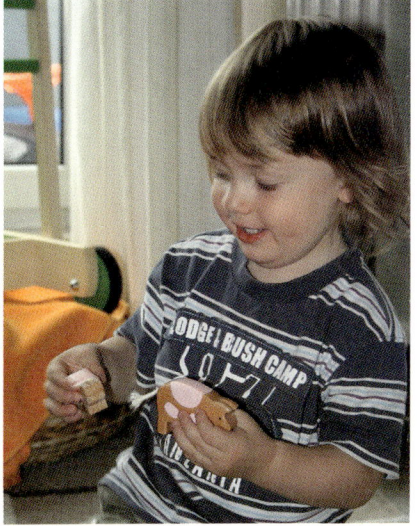

heutiges Datum: _____   1. Beobachtung am _____

gekonnt? (– / ✓) _____   2. Beobachtung am _____

Notizen

63 Verwendung von Farbworten

Die ersten Worte, die ein Kind verwendet, sind typischerweise Hauptworte (Substantive), die sich auf Objekte beziehen. Wie-Wörter (Adjektive), die sich nur auf Teileigenschaften beziehen, kommen eher selten vor. Innerhalb der Gruppe der Adjektive werden *Farbwörter* relativ spät gelernt, vermutlich weil sie normalerweise weniger bedeutsam für die Identifikation eines Objekts sind als andere Eigenschaften (z. B. Form oder Material). Um zu prüfen, ob das Kind zuverlässig mehr als eine Farbe benennen kann, legen Sie mehrere Gegenstände gleicher Art (z. B. Murmeln oder Bauklötze) vor das Kind und fragen Sie es, welche Farbe die einzelnen Gegenstände haben. Verwenden Sie unter anderem die Farben Rot, Blau, Gelb und Grün. Hat das Kind mindestens eine Farbe spontan richtig benannt, bitten Sie es, Ihnen etwas Gleichfarbiges im Raum zu zeigen. Klappt auch dies, können Sie das erste Beobachtungsdatum notieren. Sobald eine weitere Farbe korrekt und zuverlässig benannt werden kann, tragen Sie das zweite Datum ein.

Hinweise zur Förderung: Nehmen Sie Gegenstände (z. B. Bauklötze, Gummibärchen, Bälle oder Stifte), die alle gleich aussehen und sich nur in der Farbe unterscheiden. Bitten Sie das Kind, Ihnen den gelben (roten oder blauen) zu geben, und prüfen Sie zunächst, ob es die richtige Wahl trifft. Wenn nicht, sagen Sie, wie die Farbe richtig heißt. Kennt das Kind die Bedeutung der Farbnamen, fragen Sie es gezielt danach (z. B. „Welche Farbe hat dieser Ball?"). Verwenden Sie zunächst nur einfache Farbnamen (Gelb, Rot, Blau, Grün, Lila, Weiß, Schwarz, Grau, Braun), um es dem Kind nicht unnötig schwer zu machen.

63 Verwendung von Farbworten

Kind versteht Farbworte und kann die Farbe eines Gegenstands in verschiedenen Situationen richtig benennen. Notieren Sie ein Beobachtungsdatum pro Farbwort (Verstehen *und* Benennen).

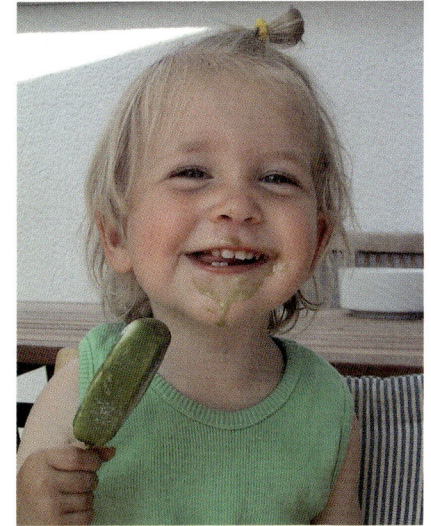

Sprache

heutiges Datum: _____ 1. Beobachtung am _____

gekonnt? (– /✓) _____ 2. Beobachtung am _____

Notizen

64 Verwendung der Worte „ich" und „du"

Worte wie „ich" oder „du" sind für kleine Kinder schwer zu interpretieren. Normalerweise hat jedes Ding einen Namen, der in allen Situationen derselbe bleibt. Die Worte „du" und „ich" gehören immer zu Menschen, aber nicht immer zur gleichen Person: Jeder Mensch hat einen ganz bestimmten Namen, spricht von sich selbst aber als „ich". Außerdem kann jeder Mensch in einem Gespräch gleichzeitig „ich" und „du" sein. Dies ist alles sehr verwirrend, vor allem wenn man ohnehin gerade erst angefangen hat zu sprechen. Deshalb verwundert es kaum, dass die Worte „ich" und „du" relativ spät in den aktiven Wortschatz aufgenommen werden. Viele Kinder sprechen zunächst von sich, indem sie ihren eigenen Vornamen nennen. Wenn sie beginnen, „ich" und „du" zu sagen, haben sie verstanden, dass diese Worte vor allem etwas mit der Rolle zu tun haben, die jemand im Gespräch einnimmt. Der Sprecher sagt „ich" und der Angesprochene ist „du". Hat das Kind eines der beiden Worte in verschiedenen Situationen richtig verwendet, kann das erste Beobachtungsdatum notiert werden.

Hinweise zur Förderung: Wenn Sie von „ich" und „du" sprechen, verwenden Sie die Zeigegeste, um anzudeuten, wer gemeint ist. Fordern Sie das Kind auf, Sie zu imitieren. Wenn es auf sich selbst zeigt, soll es „ich" sagen, wenn es auf Sie zeigt, „du". Es wird eine Weile dauern, bis das Kind diese Zuweisung wirklich versteht, aber durch Zeigegesten wird betont, dass in der gleichen Situation beide Kommunikationspartner gleichzeitig „ich" beziehungsweise „du" sein können.

64 Verwendung der Worte „ich" und „du"

Kind spricht von sich selbst als „ich" *und* benennt sein Gegenüber als „du". Dieses Verhalten wird in unterschiedlichen Situationen gezeigt. Notieren Sie ein Beobachtungsdatum für jedes der beiden Worte.

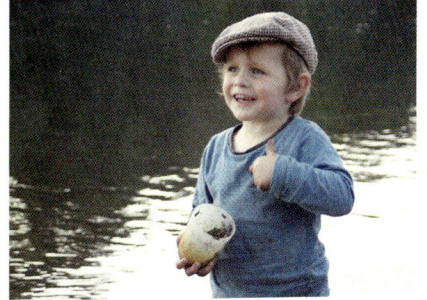

heutiges Datum: _____

gekonnt? (– /✓) _____

1. Beobachtung am _____

2. Beobachtung am _____

Notizen

65 Einfache Sätze verstehen

Beim Verständnis ganzer Sätze muss das Kind den Sprachfluss in Worte unterteilen, die einzelnen Worte in ihrer Bedeutung interpretieren und dabei auch die Beziehung zwischen Wörtern berücksichtigen. Dass Kinder diese Aufgabe trotz ihrer Komplexität früh lösen können, hat damit zu tun, dass die sprachliche Botschaft häufig durch die Mimik und Gestik des Sprechers unterstrichen wird. Wenn Sie prüfen wollen, ob das Kind eine rein sprachliche Botschaft versteht, sollten Sie in neutraler Stimme und ohne Verdeutlichung durch körperliche Hinweise (Blick, Zeigen etc.) eine Aufforderung in Form eines kurzen Satzes formulieren, der nur Worte enthält, deren Bedeutung dem Kind schon vertraut ist, und nur Handlungen, die es leicht ausführen kann (z. B. „Gib mir den Ball!", „Hole das Auto!", „Geh zu Papa", „Trink Deine Milch!", „Zieh Deine Socken aus!"). Führt das Kind die Anweisung aufgrund der sprachlichen Informationen korrekt aus, können Sie davon ausgehen, dass es einfache Sätze versteht.

Hinweise zur Förderung: Anfangs bilden Mimik und Sprache wichtige Zusatzhinweise, die beim Verständnis von einfachen Sätzen helfen. Setzen Sie sie daher gezielt ein, um dem Kind die Interpretation Ihrer Botschaft zu erleichtern. Später können Sie auf diese Form der Unterstützung verzichten.

65 Einfache Sätze verstehen

Kind zeigt durch sein Verhalten, dass es einen Satz versteht, obwohl sich die Bedeutung nicht aus der Situation selbst erschließen lässt und keine Gesten (z. B. Zeigen) zur Verständigung eingesetzt werden. Notieren Sie pro Satz ein Beobachtungsdatum.

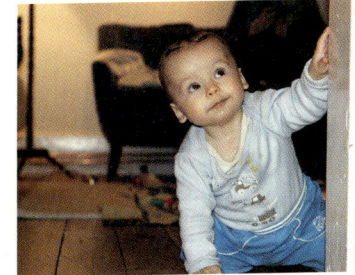

heutiges Datum: _____

gekonnt? (– /✓) _____

1. Beobachtung am _____

2. Beobachtung am _____

Notizen

66 Zweiwortsätze bilden

Sobald das Kind verschiedene Worte und Wortarten kennt, beginnt es, diese zu kombinieren. Seine ersten eigenen Sätze bestehen dabei typischerweise aus nur zwei Worten, deren Reihenfolge nicht beliebig ist. Am Anfang steht meistens ein Name für eine Person oder einen Gegenstand, gefolgt von einem anderen Wort. Einige Sprachforscher nehmen deshalb an, dass es so etwas wie eine „angeborene Grammatik" gibt. Indem das Kind verschiedene Wortformen zu Sätzen zusammenfügt, macht es einen sehr großen Fortschritt in seiner Sprachentwicklung, weil es durch die Kombination eine viel größere Bandbreite von Botschaften vermitteln kann. Für die Beobachtung ist wichtig, dass Sie den Satz nicht vorgesprochen haben, sondern dass das Kind ihn spontan bildet.

Hinweise zur Förderung: Weil die ersten Worte normalerweise Objekte oder Personen bezeichnen, man aber – um Sätze formulieren zu können – auch noch andere Wortarten braucht, ist es bei der Sprachförderung sinnvoll, alle Wortarten zu üben. Wenn Sie mit dem Kind in ganz kurzen Sätzen sprechen, dabei die Worte, die es selbst schon kennt, aufgreifen und sie um fehlende Worte ergänzen (z. B. „Die Puppe ist weg" oder „Sam fährt Auto"), kann das Kind diese Informationen am ehesten verstehen und in seinen Wortschatz integrieren. Schauen Sie mit dem Kind zusammen einfache Bilderbücher an und kommentieren Sie das, was Sie sehen, mit kurzen Sätzen! Schon bald wird das Kind es Ihnen gleichtun.

66 Zweiwortsätze bilden

Kind bezieht zwei verschiedene Worte sinnvoll aufeinander (z.B. „Puppe weg", „Mama laufen", „Lilo groß", „Papa Auto"), so dass sie eine Bedeutungseinheit bilden. Notieren Sie ein Beobachtungsdatum pro Zweiwortsatz.

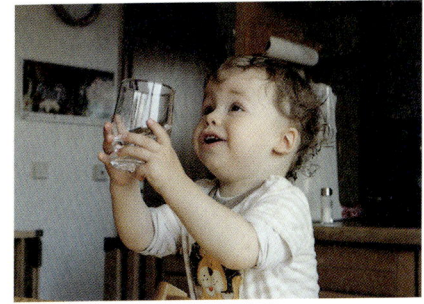

heutiges Datum: _____

gekonnt? (– /✓) _____

1. Beobachtung am _____

2. Beobachtung am _____

Notizen

67 Drei- und Mehrwortsätze bilden

Wenn sich der Wortschatz auch um neue Wortarten erweitert und das Kind zunehmend Routine im Sprechen bekommt, werden seine Sätze länger. Die ersten Drei- und Mehrwortsätze machen deutlich, dass das Kind inzwischen gelernt hat, mehrere Konzepte zu kombinieren. Jetzt kommt verstärkt die Grammatik ins Spiel, denn die Worte müssen in die richtige Reihenfolge und Form gebracht werden. Mit Mehrwortsätzen kann das Kind kommentieren, was gerade passiert, erzählen, was es eben erlebt hat, oder ausdrücken, was es gerne haben möchte. Das Kind ist nun in der Lage, sich auf komplexe Weise sprachlich auszudrücken. Dabei dürfen durchaus noch Fehler in der Wortstellung oder/und -form vorkommen.

Hinweise zur Förderung: Bei der Sprachförderung ist es immer sinnvoll, dem Kind genau einen Schritt voraus zu sein – nicht mehr und nicht weniger. Kindern, die schon Zweiwortsätze bilden, kann man Anregungen dazu geben, Drei- und Mehrwortsätze zu produzieren. Eine gute Strategie besteht darin, Zweiwortsätze, die das Kind von sich aus bildet, aufzugreifen, um ein Wort zu erweitern und die Worte in der grammatisch richtigen Abfolge zu sagen. Sagt ein Kind beispielsweise „Apfel holen!" und zeigt dabei auf einen Apfel, dann können Sie sagen: „Die Mama soll den Apfel holen?" Wurde ein grammatikalisch falscher Mehrwortsatz genannt, wiederholen Sie ihn noch einmal richtig.

67 Drei- und Mehrwortsätze bilden

Kind bildet einfache Sätze, die aus mehr als zwei Worten bestehen (z. B. „Papa Auto fahren", „Mama, Bonbon geben") und die eine sinnvolle Bedeutungseinheit darstellen. Notieren Sie ein Beobachtungsdatum pro Mehrwortsatz.

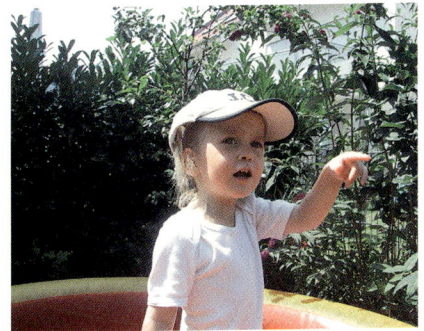

Sprache

heutiges Datum: _____

gekonnt? (– /✓) _____

1. Beobachtung am _____

2. Beobachtung am _____

Notizen

68 Reden in anderen Zeiten

Wenn das Kind Mehrwortsätze sprechen kann, wird es irgendwann damit beginnen, auch Äußerungen zu machen, die sich auf die Vergangenheit oder die Zukunft beziehen. Dies ist aber eine recht komplizierte Angelegenheit: So wird bei Zukunftsaussagen das vorausgehende Hilfsverb „sein" anders gebeugt (z.B. ich *werde*) als bei Vergangenheitsaussagen (z. B. ich *bin*). Außerdem steht das nachfolgende Hauptverb bei Zukunftsaussagen in seiner Grundform (z. B. ich werde *schwimmen*), während es bei Aussagen über die Vergangenheit in Partizipform steht (z. B. ich bin *geschwommen*). Diese Partizipform ist je nach Verbart unterschiedlich (z. B. schwimmen – *geschwommen*, reisen – *gereist*). Einiges von diesem komplexen Regelsystem erschließen sich Kinder unbewusst – einfach durch Zuhören. Sonst wäre nicht zu erklären, wie es zu ungewöhnlichen Fehlern kommt (z. B. „Papa hat Schokolade geesst").

Hinweise zur Förderung: Um die verschiedenen Zeitformen zu schulen, können Sie Fragen stellen, die sich auf andere Zeiten beziehen (z. B. „Was habt ihr dann gemacht?"), oder Sie lassen das Kind erzählen, was gestern/vorhin/in den Ferien passiert ist beziehungsweise was es später vorhat. Macht das Kind grammatische Fehler, sprechen Sie einfach den gleichen Satz noch einmal in korrekter Form aus.

68 Reden in anderen Zeiten

Kind kann Sätze bilden, in denen es Aussagen über die Zukunft oder Vergangenheit macht. Es verändert das Handlungswort (Verb) in passender Weise (z. B. „Mama ist weggegangen"). Notieren Sie ein Beobachtungsdatum pro Satz.

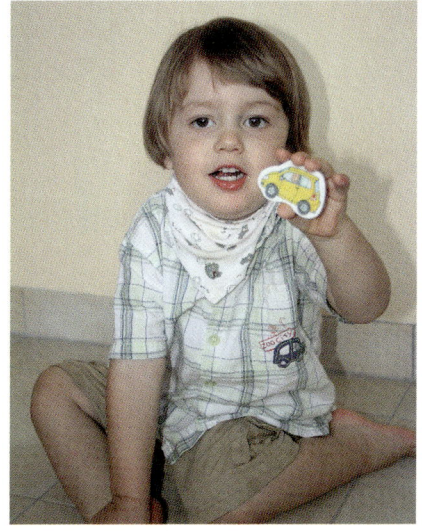

heutiges Datum: _____ 1. Beobachtung am _____

gekonnt? (– /✓) _____ 2. Beobachtung am _____

Notizen

Soziale Beziehungen

Ein Baby kann sterben, obwohl es körperlich gut versorgt wird. Wenn niemand mit ihm spricht oder spielt, ist sein Überleben gefährdet. Umgekehrt überleben Frühgeborene mit höherer Wahrscheinlichkeit, wenn sie von Anfang an direkten Körperkontakt zu ihren Eltern haben und die Stimme ihrer Mutter hören. An diesen beiden Extrembeispielen kann man unschwer erkennen, dass soziale Beziehungen für das Überleben von größter Bedeutung sind. Schon vom ersten Moment an kommt das Kontaktangebot von beiden Seiten: Das Schreien eines Babys ist ein Ruf nach Antwort. Wir Erwachsenen fühlen uns von Babys angezogen und reagieren in besonderer Weise auf die Kleinen. Wir sprechen mit ihnen anders als mit älteren Kindern, wir lächeln sie an und streicheln sie oder wir nehmen sie auf den Arm. Später tauschen wir uns mit den Kindern über die Welt aus, zeigen uns gegenseitig Dinge und spielen miteinander. Eine gute Bindung aufbauen zu können, den Umgang miteinander zu lernen, aufeinander einzugehen und sich zu verstehen, bleibt ein lebenslanger Lernprozess, der sowohl unsere Gefühlsentwicklung als auch unser Denken über die Welt nachhaltig beeinflusst. Der Grundstein für diese Entwicklungen liegt im Säuglings- und Kleinkindalter. Erfahrungen, die wir in dieser Zeit machen, haben prägenden Charakter für das weitere Leben. Viele dieser frühen Erfahrungen sind zunächst unabhängig von der Sprache.

Dem sprachlichen Austausch, der ebenfalls großen Einfluss auf soziale Beziehungen nimmt, ist da vorhergehende Kapitel gewidmet.

Allgemeine Trends der Entwicklung von sozialen Beziehungen

Menschen sind biologisch programmiert, sich füreinander zu interessieren. Von Geburt an suchen Babys Körperkontakt, sie lauschen mit Vorliebe der menschlichen Stimme, sie mögen es besonders, in Gesichter zu schauen, und sie verfolgen mit besonderer Aufmerksamkeit jede Regung anderer Lebewesen. Außerdem sind sie höchst sensibel für die Reaktionen anderer Menschen auf ihre eigenen Äußerungen. Schnell werden sie so zu Experten der Kontaktaufnahme. Ist der Kontakt zwischen dem Baby und Ihnen einmal gesichert, können Sie bald mit dem Kind gemeinsame Bezüge herstellen zu Objekten und Personen in der Umwelt. Aus den sogenannten „dyadischen Interaktionen" (z. B. Erwachsener–Kind) werden später „triadische Interaktionen" (z. B. Erwachsener–Kind–Gegenstand). Inzwischen hat sich auch die Fähigkeit des Kindes entwickelt, aktiv Nähe und Distanz zu regulieren und zwischen vertrauten und unvertrauten Menschen zu unterscheiden. Auf der Grundlage all dieser Erfahrungen lernt das Kind, Bewertungen anderer bei der Planung seiner eigenen Handlungen mit zu berücksichtigen. Dies nennt man „Referenzieren". Damit ist die Voraussetzung für Kooperation im Alltag und im Spiel geschaffen.

Beziehung der sozialen Entwicklung zu anderen Lebensbereichen

Je besser ein Kind lernt, Kontakt zu anderen aufzubauen, die Beziehung zu anderen Menschen für beide Seiten angenehm zu gestalten und auf die Anliegen anderer einzugehen, desto mehr positive Gefühle werden ihm entgegengebracht. Es wird mehr Unterstützung erfahren und mehr schöne Momente mit anderen teilen können. Dies hat wichtige Auswirkungen auf alle anderen Entwicklungsbereiche, etwa auf den Umgang mit Gefühlen, den das Kind auch von anderen lernt, auf die sprachliche Kommunikation, die neben der Kenntnis von Worten das Bemühen voraussetzt, sich wirklich mit einem Gegenüber verständigen zu wollen, und auf eine ganze Reihe von Alltagsfertigkeiten, die durch andere Menschen vermittelt werden. Sogar die motorische Entwicklung ist nicht unabhängig von sozialen Beziehungen, weil sehr viele Tätigkeiten, die motorisches Geschick erfordern, im gemeinsamen Spiel mit anderen gelernt werden. Damit hat die soziale Entwicklung zweifellos eine Sonderstellung unter allen Entwicklungsbereichen. Sie wird ihrerseits aber auch wesentlich durch andere Entwicklungsbereiche bestimmt – wie etwa die Sprachentwicklung. Kann ein Kind sich nicht gut sprachlich ausdrücken oder spricht es eine andere Sprache als die meisten seiner Spielkameraden, besteht die Gefahr, sich ausgegrenzt zu fühlen oder nicht richtig verstanden zu werden. Und diese Erfahrung kann ihrerseits negative Konsequenzen für die soziale Entwicklung haben.

Was Sie beim Umgang mit den folgenden Meilensteinen beachten sollten

Gerade weil die soziale Entwicklung so wichtig ist, müssen wir als Erwachsene verstärkt darauf achten, wie wir unsere Beziehung zum Kind gestalten. Die Biologie hat den Menschen zwar mit einem natürlichen Talent ausgestattet, Babys „richtig" zu begegnen. Oft wird dieses natürliche Talent aber überlagert durch Unsicherheit: Viele Eltern fragen sich, wie sie kindliche Signale deuten und mit ihnen umgehen sollen. Die nachfolgenden Seiten sollen Sie darin unterstützen, Verhaltensweisen von Babys und Kleinkindern bewusst wahrzunehmen. Weil die meisten Babys sehr an anderen Menschen interessiert sind, ist es normalerweise recht unkompliziert, den Austausch mit ihnen gut zu gestalten. Es gibt aber auch Babys, die sich schwertun mit der Kontaktaufnahme. Zeigt ein Kleinkind auch nach Ende des ersten Lebensjahres nur sehr beschränktes Bemühen um Kontakt oder/und gelingt es ihm mit zwei bis drei Jahren kaum, schöne Momente mit anderen zu teilen, ist dies ein Warnzeichen, das man sehr ernst nehmen sollte. Soziale Kompetenzen sind wie ein Schlüssel zur Teilnahme an Kultur und Gemeinschaft! Es ist daher wirklich wichtig, dass Sie für alle Fähigkeitsbereiche, die nachfolgend beschrieben werden, immer wieder einzeln prüfen, was das Kind schon kann. Die Reihenfolge, in der einzelne Meilensteine erreicht werden, kann dabei durchaus variieren!

69 Auf Kontaktangebot mit Zuwendung reagieren

Wenn das Baby ein menschliches Gesicht sieht oder eine menschliche Stimme hört, wendet es sich diesem Reiz normalerweise zu und reagiert mit positiv gespannter Aufmerksamkeit. Ausnahmen gibt es wenige. Taube Kinder reagieren vielleicht nicht, weil Sie nicht merken, wenn man sie anspricht. Kinder, die oft überstimuliert werden (z. B. weil dauernd jemand versucht, ihre Aufmerksamkeit zu bekommen), mögen ebenfalls weniger sensitiv auf Ansprache reagieren, um sich zu schützen. Bleibt die Zuwendungsreaktion auf Kontaktangebote aber generell aus, ist dies ein klares Alarmzeichen. Wenn Sie sich fragen, ob das von Ihnen beobachtete Kind auf Ansprache reagiert, warten Sie einen Moment ab, in dem das Kind gerade woanders hinschaut. Sprechen Sie es dann mit freundlicher Stimme und Lächeln an. Berühren Sie es gleichzeitig sanft am Körper. Im Normalfall sollte das Kind sich Ihnen innerhalb von kurzer Zeit zuwenden. Zeigt es dann Blickkontakt, lächelt es, rudert es mit Ärmchen und Beinchen oder/und gibt es Laute von sich und dauert dieser Zustand mehr als drei Sekunden an, so können Sie das erste Beobachtungsdatum notieren. Nur den Kopf zu wenden, genügt allerdings nicht.

Hinweise zur Förderung: Damit ein Kind lernen kann, auf Ansprache zu reagieren, braucht es Erwachsene, die sich Zeit nehmen, mit ihm zu kommunizieren. Nutzen Sie für Ihr eigenes Kontaktangebot eine Situation, in der das Baby wach, entspannt und aufmerksam ist. Lassen Sie dem Kind Zeit zu reagieren, nachdem Sie es angesprochen haben! Wenn Sie zu schnell ein neues Signal geben oder Ihre Position ändern, fehlen dem Baby die Gelegenheiten zu zeigen, dass es antworten möchte.

69 Auf Kontaktangebot mit Zuwendung reagieren

Auf Ansprache wendet das Kind sich seinem Gegenüber zu. Es zeigt, dass es das Kontaktangebot begrüßt (z. B. strampeln, mit den Ärmchen rudern, quietschen, lächeln). Diese Reaktion hält mindestens drei Sekunden an. Nur den Kopf zu wenden, genügt nicht.

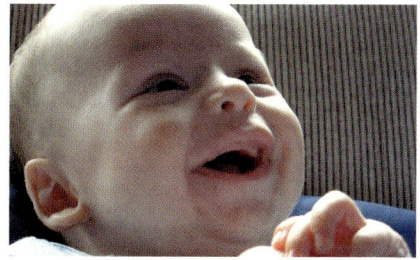

Soziale Beziehungen

heutiges Datum: _____   1. Beobachtung am _____

gekonnt? (– /✓) _____   2. Beobachtung am _____

Notizen

70 Auf Kontaktangebot mit Widerstand reagieren

Ebenso wichtig wie die Zuwendung in Reaktion auf Ansprache durch andere ist der Widerstand gegen Kontaktangebote, die gerade nicht willkommen sind. Das Kind wendet seinen Blick oder den ganzen Kopf ab oder es macht sich steif, wenn man es hochnehmen möchte. Vielleicht wehrt es Berührungen mit Händen und Füßen ab oder es äußert sich stimmlich. Durch seine Gestik macht es klar deutlich, dass es Nähe und Distanz selbst regulieren möchte. Erwachsene sollten diese Aufforderung, Abstand zu halten, respektieren. Dies geht zwar nicht immer, ist aber sehr wichtig für das Selbstwirksamkeitserleben des Kindes. Wenn das Kind merkt, dass Erwachsene seine Grenzen respektieren und auf seine Signale reagieren, wird es sich eher mit Selbstvertrauen der Welt zuwenden können. Notieren Sie für den ersten und zweiten Tag, an dem Sie entsprechendes Verhalten beobachten konnten, jeweils das Datum. Stellen Sie dabei sicher, dass die Absicht des Kindes wirklich Widerstand gegen Kontaktangebote ist und dass es sich nicht einfach nur unwohl fühlt oder durch andere Reize abgelenkt ist.

Hinweise zur Förderung: In diesem Fall liegt die Kunst darin, Widerstand zu erkennen und zu respektieren. Dem Kind Raum zu lassen, sich auch mal abzuwenden, ist eine wichtige Voraussetzung für den Aufbau einer guten Bindung. Dabei besteht kein Grund, mit Unsicherheit oder verletztem Stolz zu reagieren. Vielmehr gilt es, die kindlichen Signale als Zeichen der Selbstständigkeit zu begreifen. Schließlich braucht jeder von uns ab und zu seine Ruhe und hat nicht immer Lust auf Unterhaltung oder körperlichen Kontakt. Ein offenes Auge für die Bedürfnisse des Gegenübers, Gelassenheit im Umgang mit Rückzugssignalen und Respekt für die Gefühlslage des anderen sind wichtige Eckpfeiler einer jeden guten Beziehung – auch der Beziehung zum Kind.

70 Auf Kontaktangebot mit Widerstand reagieren

Kind wendet sich bewusst (ohne vorheriges Weinen) von einer Person ab (z. B. schaut und dreht sich weg, macht sich steif, wehrt sich gegen Berührung), wenn es keinen Kontakt möchte. Nur den Kopf wegzudrehen, genügt nicht.

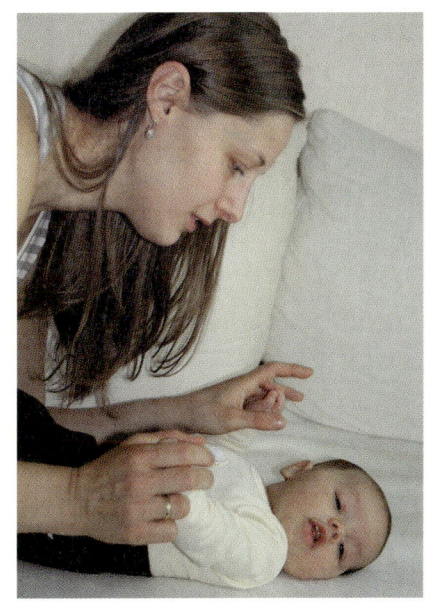

Soziale Beziehungen

heutiges Datum: _____   1. Beobachtung am _____

gekonnt? (– / ✓) _____   2. Beobachtung am _____

Notizen

71 Eigene Versuche zur Kontaktaufnahme starten

Auf Kontaktangebote zu reagieren, ist eine Sache – sie selbst zu machen, eine andere. Erlebt das Kind den Austausch mit anderen Menschen als positiv und möchte es diesen Kontakt gerne selbst herstellen, äußert sich dies in frühem Alter vor allem darin, dass das Kind strahlt oder plötzliche Bewegungen macht. Es reißt die Augen auf (manchmal auch den Mund), es zappelt mit den Ärmchen und strampelt mit den Beinchen – alles, um die Aufmerksamkeit seines Gegenübers zu erlangen. Mitunter quietscht und jauchzt es sogar, um sich bemerkbar zu machen. Manche Kinder flirten regelrecht, um zu signalisieren, dass sie gerne angesprochen werden möchten. Ihre gesamte Körpersprache ist positiv auf das Gegenüber ausgerichtet. Wenn Sie entsprechende Situationen beobachten, kommt es darauf an, allgemeine Zeichen der Erregung zu unterscheiden von eindeutigen Signalen zur Kontaktaufnahme. Nur wenn das Kind eindeutige Kommunikationssignale gibt, sollten Sie das entsprechende Beobachtungsdatum notieren. Bitte beachten Sie dabei, dass das Kind Versuche zur Kontaktaufnahme nicht jeder Person gegenüber in gleicher Weise startet. Es ist deshalb interessant zu beobachten, wann und unter welchen Umständen das Verhalten auftritt.

Hinweise zur Förderung: Da es um ein Verhalten geht, das vom Kind aus startet, können Sie wenig tun, um das Kind direkt zu eigenen Versuchen der Kontaktaufnahme anzuregen. Es spielt aber eine sehr wichtige Rolle, wie Sie reagieren, wenn das Kind von sich aus entsprechende Signale gibt. Greifen Sie diese Signale auf und erwidern Sie die Gefühlsäußerungen des Kindes, dann wird sich das Kind eher angespornt fühlen, bei nächster Gelegenheit ebenfalls aktiv zu werden.

71 Eigene Versuche zur Kontaktaufnahme starten

Kind strahlt andere an, zappelt oder/und lautiert, um sein Gegenüber zum Kontakt aufzufordern. Es zeigt dieses Verhalten mehr als drei Sekunden, während es sieht, dass sein Gegenüber gerade woanders hinschaut.

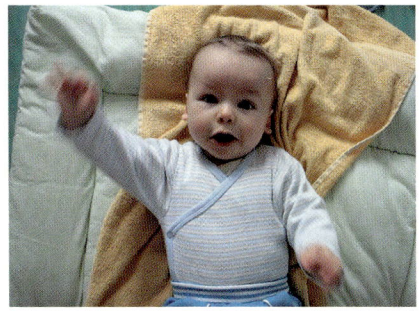

Soziale Beziehungen

heutiges Datum: _____   1. Beobachtung am _____

gekonnt? (– / ✓) _____   2. Beobachtung am _____

Notizen

72 Mimische Gesten imitieren

Bereits kurz nach der Geburt lässt sich unter Umständen beobachten, dass das Baby einfache mimische Gesten eines Gegenübers nachahmen kann. So mag es sein, dass es seinen Mund zu einem „O" öffnet, wenn Sie das vorher deutlich vorgemacht haben, oder dass es seine Zunge herausstrecken will, nachdem Sie dies getan haben. Um zu probieren, ob das funktioniert, warten Sie einen Moment ab, in dem das Kind satt, zufrieden und wach ist. Stellen Sie außerdem sicher, dass es Ihr Gesicht gut aus der Nähe sehen kann und nicht abgelenkt wird. Machen Sie die Bewegung mehrmals hintereinander langsam und deutlich vor und legen Sie zwischen den Demonstrationen Pausen ein. Es kann nämlich eine Weile dauern, bis das Kind passend reagiert. Es kann auch sein, dass das Kind erst „üben" muss, bis alles klappt. Ist es gerade nicht in der Stimmung für solche Spielchen, probieren Sie es später einfach noch einmal. Allerdings gibt es auch Babys, die diese Form der Neugeborenenimitation nicht zeigen. Dies sollte Sie nicht beunruhigen! In jedem Fall werden anfangs nur ganz bestimmte mimische Gesten (wie etwa das Mundöffnen und das Zungerausstrecken) gezeigt. Notieren Sie ein Beobachtungsdatum nur, wenn das Kind das gleiche Verhalten zweimal hintereinander gezeigt hat und Sie sicher sind, dass das Kind Sie und nicht umgekehrt Sie das Kind nachgeahmt haben.

Hinweise zur Förderung: Mimische Imitation bietet eine Möglichkeit, mit sehr jungen Babys, die dieses Verhalten spontan zeigen, in Austausch zu treten. Auch wenn wir noch nicht sicher wissen, was in den Köpfen der Kleinen beim Imitieren vor sich geht, kann es auf keinen Fall schaden, entsprechende Spiele mit dem Kind zu spielen. Dies stärkt ein Gefühl von Gemeinsamkeit und Austausch von Anfang an – auch ohne Worte. Zeigt das Kind entsprechendes Verhalten nicht, sollte es nicht künstlich geübt werden.

72 Mimische Gesten imitieren

Kind macht einfache Gesichtsausdrücke wiederholt nach. Es formt mit den Lippen ein „O" oder streckt die Zunge heraus, wenn sein Gegenüber ihm dieses Verhalten wiederholt langsam vormacht. Es zeigt das Verhalten erst, *nachdem* es ihm vorgemacht wurde.

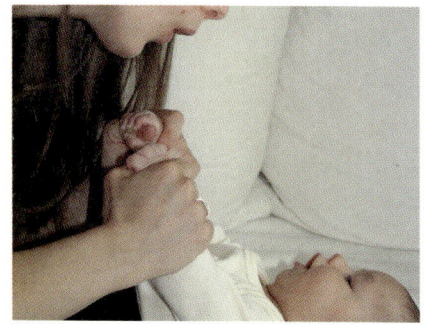

Soziale Beziehungen

heutiges Datum: _____ 1. Beobachtung am _____

gekonnt? (– / ✓) _____ 2. Beobachtung am _____

Notizen

73 Körpergesten oder Laute imitieren

Die Imitation von Körpergesten (nicht Mimik) oder Lauten gelingt typischerweise erst mit einigen Monaten. Das Kind muss dafür zunächst lernen, die entsprechenden Handlungen gezielt auszuführen. Damit man wirklich von Imitation sprechen kann, darf das Kind das interessierende Verhalten nicht unmittelbar vorher spontan gezeigt haben. Sonst macht nämlich der Erwachsene das Kind nach und nicht umgekehrt. Indem das Kind ein Verhalten imitiert, *nachdem* es eine bestimmte Geste oder einen Laut bei einem anderen Menschen wahrgenommen hat, stellt es eine Gemeinsamkeit zwischen dem Gegenüber und sich selbst her, die spielerischen Charakter hat. Nur wenig später beginnt das Kind auch damit, Handlungen nachzuahmen, die sich auf Objekte beziehen. Diese Form des Beobachtungslernens ist eine sehr bedeutsame Quelle für kulturelles Lernen. Im vorliegenden Fall geht es nur um die Nachahmung von Verhalten ohne Objektbezug.

Hinweise zur Förderung: Die meisten Erwachsenen imitieren spontan verschiedene Äußerungen des Kindes, um eine gemeinsame Sprache zu finden. Dies ist ein guter Start! Später gibt es Bewegungsspiele mit den Händen (z. B. klatschen, winken, Hände drehen), die man dem Kind vormachen kann. Oft sind diese Spiele in Lieder oder Reime eingebettet. Hier kehrt sich die Rollenverteilung um: Der Erwachsene macht etwas vor – das Kind macht es nach. Am Ende kann man die Handlungen gemeinsam ausführen.

73 Körpergesten oder Laute imitieren

Kind kann Körpergesten oder Laute seines Gegenübers imitieren. Es zeigt einfache Bewegungen (z. B. Hände öffnen/ schließen, winken) oder formt bestimmte Laute, *nachdem* es sie bei einer anderen Person beobachtet/gehört hat.

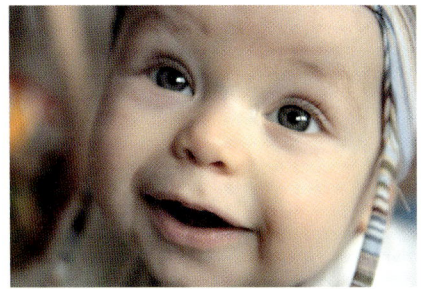

Soziale Beziehungen

heutiges Datum: _____   1. Beobachtung am _____

gekonnt? (– /✓) _____   2. Beobachtung am _____

Notizen

74 Dialogmuster beachten

Es ist eine interessante Beobachtung, dass schon die Allerkleinsten normalerweise auf „Empfang schalten", wenn eine andere Person mit ihnen spricht. Erst wenn ihr Gegenüber eine Pause einlegt, werden sie selbst wieder aktiv. Dieses Muster beschränkt sich nicht nur auf den stimmlichen Austausch von Signalen, sondern auch auf die Verständigung über Mimik und Gesten. Zunächst mag die Beachtung eines entsprechenden Dialogmusters vor allem damit zusammenhängen, dass das Kind nicht gleichzeitig zuhören (oder schauen) und selbst aktiv sein kann. Schon bald aber lernt das Kind, dass die Abwechslung zwischen „Senden" und „Empfangen" ein Muster darstellt. Es wendet die neu gelernte „Regel" systematisch an. Findet ein entsprechender Wechsel im Rahmen der gleichen Situation dreimal hintereinander statt, können Sie das passende Beobachtungsdatum notieren.

Hinweise zur Förderung: Sie helfen dem Kind am besten, Dialogmuster zu beachten, indem Sie eine gelassene Atmosphäre herstellen und dem Kind Gelegenheit geben, sich fertig zu äußern, bevor Sie selbst wieder etwas zum Dialog beisteuern. Kurze Pausen bringen Ruhe ins Gespräch und geben dem Kind Gelegenheit, erst zu verarbeiten, was es wahrgenommen hat, bevor es wieder zum Sender wird. Als Erwachsener aufmerksam zu warten, bis das Kind seine Botschaft beendet hat, zeigt darüber hinaus, dass Sie die Äußerung des Kindes wichtig nehmen. Sicher wird es öfters vorkommen, dass das Kind Ihnen „ins Wort" fällt oder dass Sie direkt auf ein Zeichen des Kindes antworten möchten, ohne lange zu warten. Dies gehört selbstverständlich auch zum normalen Austausch. Kurze Pausen sind gut, sollten aber nicht zwingend und künstlich eingehalten werden.

74 Dialogmuster beachten

Kind verhält sich ruhig beziehungsweise hört zu, während sein Gegenüber etwas tut/spricht. Es wird erst selbst aktiv, wenn sein Gegenüber eine Pause macht. Es beendet seine Aktivität, um zu sehen, wie der andere reagiert. Dieser Wechsel findet mindestens dreimal hintereinander statt.

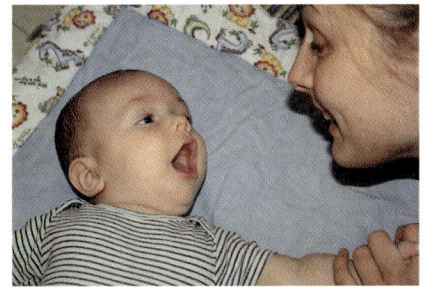

Soziale Beziehungen

heutiges Datum: _____ 1. Beobachtung am _____

gekonnt? (– / ✓) _____ 2. Beobachtung am _____

Notizen

75 Objekte anbieten/einfordern

Neben der gegenseitigen Imitation und der Beachtung von Dialogmustern stellt auch das Anbieten/Einfordern von Objekten eine wichtige Möglichkeit dar, mit anderen in Austausch zu treten. Es wird eine Gemeinsamkeit hergestellt, die sich auf einen dritten Gegenstand bezieht. Indem das Kind Ihnen ein Objekt anreicht, gibt es etwas von sich her und lädt Sie gleichzeitig dazu ein, sich mit ihm gemeinsam auf dieses Objekt zu beziehen. Fachleute sprechen in diesem Zusammenhang von der Fähigkeit zur „triadischen Interaktion", weil es nicht mehr nur um die beiden Dialogpartner, sondern auch um ein gemeinsames Bezugsobjekt geht. Wichtig ist, dass das Kind beim Geben/Einfordern auf sein Gegenüber schaut oder den Blick zwischen seinem Gegenüber und dem Gegenstand hin- und herwechselt. So signalisiert es, dass die eigene Handlung Teil einer bewussten Kommunikation ist und nicht rein zufällig erfolgt. Nur dann sollten Sie das erste Beobachtungsdatum notieren!

Hinweise zur Förderung: In Alltagssituationen bieten Erwachsene Kindern häufig Gegenstände an oder fordern sie spielerisch von ihnen ein. Sobald das Kind diese Gesten versteht und zielsicher greifen/handeln kann, wird es normalerweise mitspielen und von sich aus ebenfalls Objekte anbieten oder einfordern. Wollen Sie einen Gegenstand vom Kind haben und es ist nicht sofort bereit, Ihnen das Objekt zu übergeben, wiederholen Sie Ihre auffordernde Geste und bitten Sie das Kind parallel dazu sprachlich, den Gegenstand herzugeben. Begrüßen Sie Angebote seitens des Kindes, Ihnen etwas zu übergeben, und danken Sie ihm dafür. Je häufiger Geben und Nehmen im Rahmen eines positiven Austauschs stattfinden, desto eher stärkt dies Ihre Beziehung zum Kind!

75 Objekte anbieten/einfordern

Kind reicht seinem Gegenüber ein Spielzeug und schaut der anderen Person dabei in die Augen, oder es streckt auffordernd die Hand nach einem Spielzeug aus und betrachtet dabei das Gesicht seines Gegenübers.

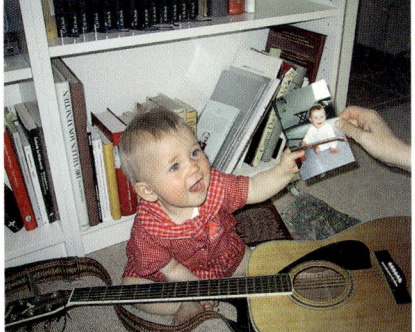

Soziale Beziehungen

heutiges Datum: _____ 1. Beobachtung am _____

gekonnt? (– /✓) _____ 2. Beobachtung am _____

Notizen

Gemeinsame Bezüge herstellen

76 Der Zeigegeste einer anderen Person folgen

Während beim Anbieten/Einfordern von Gegenständen vor allem das Teilen von Erfahrungen in direkter Auseinandersetzung mit einem Objekt geübt wird, hilft die Zeigegeste dabei, sich auch dann gemeinsam auf ein Objekt zu beziehen, wenn dieses Objekt weder vom Kind noch vom Erwachsenen gehalten wird. Weil es grundsätzlich schwer ist zu wissen, wohin eine Person schaut, benutzen wir die Zeigegeste, wenn wir einem anderen klarmachen wollen, worauf wir uns gerade beziehen. Dieses Signal müssen Kinder aber erst lernen zu verstehen. Anfangs schauen sie nur ins Gesicht des Zeigenden und scheinen gar nicht zu registrieren, dass der Arm ausgestreckt ist. Später folgen sie dem Arm bis zur Fingerspitze, ohne zu wissen, was diese Bewegung bedeuten soll. Dann beginnen sie, in Verlängerung des Zeigefingers den Raum nach dem Objekt abzusuchen, auf das der Zeigende verweisen möchte. Sobald Sie das zuletzt beschriebene Verhalten erstmals feststellen, können Sie das erste Beobachtungsdatum notieren.

Hinweise zur Förderung: Nutzen Sie die Zeigegeste zunächst in Situationen, in denen die Aufmerksamkeit des Kindes ohnehin schon auf einem Gegenstand außerhalb seiner Reichweite liegt. Zeigen Sie einfach auf den betreffenden Ort und richten Sie Ihren Blick auf die Stelle, die das Kind bereits fokussiert. Später können Sie die Geste einsetzen, um den Blick des Kindes auf ein neues Objekt zu lenken, das nahe genug ist, um mit dem Zeigefinger berührt zu werden. Versteht das Kind auch dieses Signal, können Sie die Distanz zwischen Ihnen und einem Zielobjekt schrittweise vergrößern. Schauen Sie stets in die Richtung, in die Sie zeigen, damit das Kind über den Sinn und Zweck Ihrer Geste nachdenkt und beide Informationsarten miteinander verknüpfen lernt.

76 Der Zeigegeste einer anderen Person folgen

Wenn ein Erwachsener auf einen Gegenstand zeigt, der sich ungefähr in der Blickrichtung des Kindes befindet, folgt das Kind dieser Geste und sucht den Gegenstand mit den Augen an der passenden Stelle.

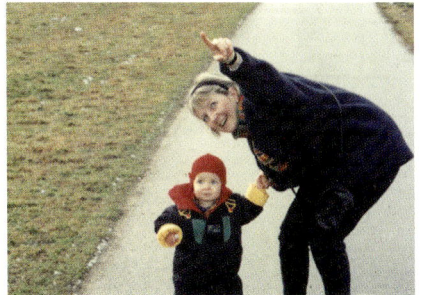

Soziale Beziehungen

heutiges Datum: _____ 1. Beobachtung am _____

gekonnt? (– / ✓) _____ 2. Beobachtung am _____

Notizen

77 Die Zeigegeste selbst benutzen

Auch wenn es sich zunächst leicht anhört: Es ist alles andere als einfach, die Zeigegeste selbst richtig zu benutzen. Als Erstes beobachtet das Kind die Geste bei anderen Menschen. Dann beginnt es, sie zu imitieren. Viele Kinder verstehen dabei zunächst noch nicht, was sie da eigentlich tun. Sie lernen zwar, ihren eigenen Arm in ähnlicher Weise auszustrecken, wie dies ältere Kinder oder Erwachsene tun, aber es ist ihnen dabei noch nicht bewusst, dass die Geste auf etwas ganz Bestimmtes verweist. Dies ändert sich aber schon bald. Immer wenn es entsprechendes Verhalten zeigt, löst es bei anderen Menschen eine Blickänderung aus: Sie scheinen etwas zu suchen, das in der Zeigerichtung liegt. Auch das Kind schaut nun in die gleiche Richtung und lernt so, sein eigenes Blickverhalten mit dem Zeigeverhalten zu kombinieren. Sie können das erste Beobachtungsdatum notieren, sobald Sie klar erkennen, dass das Kind den Arm und Zeigefinger ausstreckt, während es in die gleiche Richtung schaut, in die es zeigt. Stellen Sie sicher, dass die Zeigegeste auf etwas ganz Bestimmtes (Person, Objekt oder Ereignis) verweist. Bloßes „Rumzeigen" gilt nicht. Oft gibt das Kind dabei gleichzeitig Laute von sich.

Hinweise zur Förderung: Die beste Unterstützung beim Lernen der Zeigegeste geben Sie dem Kind, wenn Sie seiner Geste folgen und anschließend auf den gleichen Gegenstand zeigen, um zu bestätigen, dass Sie das Signal richtig verstanden haben. Als Erwachsener haben Sie oft die Möglichkeit, den Gegenstand dann auch herbeizuholen, und belohnen so die Mühe des Kindes, Ihnen zu zeigen, was es meint.

77 Die Zeigegeste selbst benutzen

Kind streckt den Arm aus, zeigt mit dem Finger auf ein ganz bestimmtes Ziel, das sich außerhalb seiner Reichweite befindet, und schaut in die gleiche Richtung, in die es zeigt.

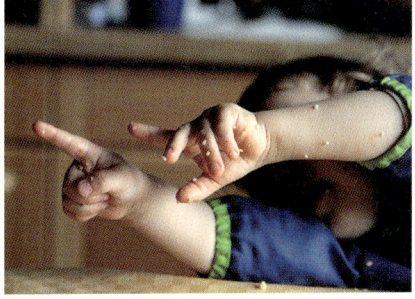

Soziale Beziehungen

heutiges Datum: _____ 1. Beobachtung am _____

gekonnt? (– / ✓) _____ 2. Beobachtung am _____

Notizen

78 Geteilte Aufmerksamkeit

Sehr oft schauen oder zeigen Erwachsene zum Beispiel auf einen Gegenstand und sagen dazu, wie er heißt. Nur wenn das Kind dann auch versteht, worauf der Erwachsene hinweisen möchte, kann es von dieser Hilfe profitieren. Umgekehrt gilt das Gleiche: Wenn das Kind auf einen Gegenstand schaut oder zeigt, nützt das nur etwas, sofern sein Kommunikationspartner dieser Geste auch folgt. Aber dies alleine genügt auch nicht. Erst wenn sich beide Kommunikationspartner sicher sind, dass der jeweils andere wirklich das Gleiche meint, entsteht ein Zustand der „geteilten Aufmerksamkeit". In einem solchen Zustand findet Verständigung über eine Sache, ein Ereignis oder etwas anderes statt. Daher ist manchmal auch von „triadischer Aufmerksamkeit" die Rede. Das Bemühen um einen Zustand geteilter Aufmerksamkeit ist unter anderem an der Mimik des Kindes erkennbar. Wechselt es den Blick mehrfach innerhalb kurzer Zeit zwischen dem Zielobjekt und dem Gesicht seines Gegenübers hin und her, ist dies ein klarer Hinweis darauf, dass es wissen möchte, worauf sein Gegenüber gerade achtet. Dann können Sie das erste Beobachtungsdatum notieren.

Hinweise zur Förderung: Machen Sie dem Kind vor, worum es geht: Schauen Sie selbst hin und her zwischen dem Zielgegenstand und dem Gesicht des Kindes, wenn Sie auf etwas zeigen. Benutzt das Kind die Zeigegeste, folgen Sie ihr und halten Sie anschließend Ihren Blick auf den Gegenstand gerichtet. Besonders leicht geht dies, wenn Sie mit dem Kind auf dem Arm vor einem Bild stehen oder wenn Sie gemeinsam mit einem Objekt spielen.

78 Geteilte Aufmerksamkeit

Kind kann sich zusammen mit einer anderen Person auf einen entfernt liegenden Gegenstand beziehen. Es wechselt mit seinem Blick mehrmals schnell zwischen dem Gesicht seines Kommunikationspartners und dem Objekt hin und her.

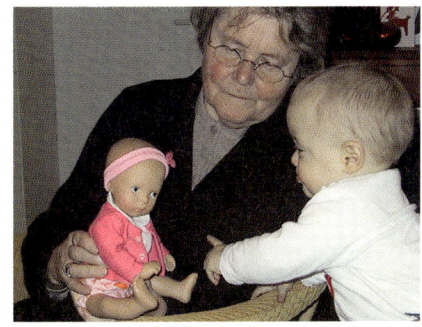

heutiges Datum: _____   1. Beobachtung am _____

gekonnt? (– /✓) _____   2. Beobachtung am _____

Notizen

Fremde und vertraute Personen unterscheiden

79 Zurückhaltung gegenüber fremden Personen

Junge Babys lassen sich von jedem in den Arm nehmen und sind dabei wenig wählerisch. Solange man sie richtig hält und freundlich anstrahlt, akzeptieren sie die Nähe fremder Personen ohne Probleme. Doch schon bald ändert sich dies. Wenn das Kind bereits eine vertrauensvolle Beziehung zu bestimmten Personen (in der Regel den eigenen Eltern) aufgebaut hat, zeigt es gegenüber Fremden mehr Zurückhaltung. Es betrachtet sie aus einiger Entfernung und sucht dabei den Körperkontakt zur Bezugsperson. Ein Lächeln oder nur ein kurzer Blick aus sicherem Abstand sind in dieser Phase oft genug Kontakt zu Fremden. Dieses Verhalten tritt nach einigen Lebensmonaten erstmals auf. Nicht alle Kinder zeigen es in gleichem Ausmaß und für die gleiche Dauer. Manche „fremdeln" sehr stark und klammern sich regelrecht an einen Erwachsenen, während andere kaum entsprechend reagieren. Das hängt unter anderem davon ab, wie oft sie zuvor Gelegenheit hatten, mit unterschiedlichen Menschen umzugehen und wie schüchtern oder offen sie von Natur aus sind.

Hinweise zur Förderung: Eine wichtige Voraussetzung für das Fremdeln ist eine vertrauensvolle Beziehung. Fühlt sich das Kind bei Ihnen sicher, dann wird es Ihre Nähe von ganz alleine gegenüber der Nähe fremder Menschen bevorzugen. Dieses Verhalten braucht man nicht extra zu fördern. Sollte das Fremdeln nur selten auftreten, ist dies auch kein Grund zur Beunruhigung. Verhält sich das Kind allerdings völlig distanzlos im Umgang mit Fremden oder ist es immer überängstlich, wenn ihm unbekannte Menschen begegnen, dann ist zu überlegen, wie es dazukommt.

79 Zurückhaltung gegenüber fremden Personen

Kind reagiert mit Zurückhaltung, Skepsis, Scheu oder Angst auf unbekannte Personen. Es ignoriert Versuche der Kontaktaufnahme, schaut weg, versteckt sich oder sucht die Nähe von Bezugspersonen.

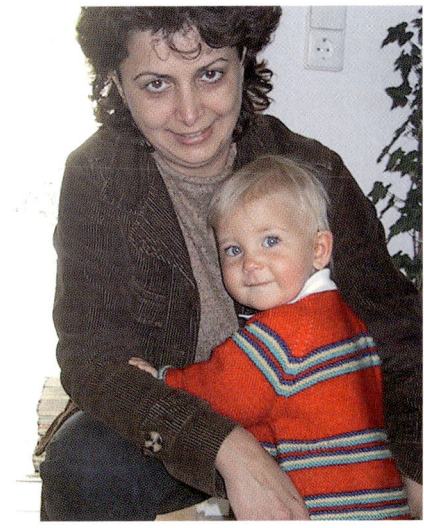

Soziale Beziehungen

heutiges Datum: _____

gekonnt? (– /✓) _____

1. Beobachtung am _____

2. Beobachtung am _____

Notizen

80 Widerstand gegen Trennung von Bezugspersonen

Hat das Kind gelernt, vertraute von fremden Personen zu unterscheiden, so äußert sich dies unter anderem darin, dass es nun eindeutige Vorlieben für die Gegenwart der vertrauten Personen entwickelt. Sein Bindungsverhalten zeigt sich vor allem in Situationen, in denen es sich unwohl fühlt oder ängstlich ist. In leichter Form erkennt man dies daran, dass das Kind die Nähe zur Bezugsperson sucht, wenn es in eine neue Situation kommt. Eine stärkere Form des gleichen Verhaltens ist der Widerstand gegen eine anstehende (auch kurzfristige) Trennung. Am ehesten ist mit Widerstand gegen Trennung zu rechnen, wenn die Bezugsperson den Raum verlassen will und das Kind mit Fremden zurückbleiben soll. Beginnt es nun zu weinen, klammert es sich fest, streckt es sich in Richtung der Bezugsperson aus oder versucht es sogar, ihr zu folgen? Sobald Sie entsprechendes Verhalten sehen, können Sie das erste Beobachtungsdatum eintragen.

Hinweise zur Förderung: Es ist nicht leicht, mit Trennungssituationen gut umzugehen. Einerseits möchte man das Kind gerne trösten und am liebsten bei ihm bleiben. Andererseits stellt die Fähigkeit, sich zumindest für kurze Zeit von der Bezugsperson trennen zu können, eine wichtige Voraussetzung für die Entwicklung zur Selbstständigkeit dar. Um dem Kind notwendige Trennungen zu erleichtern, ist es wichtig, erst zu gehen, wenn sich das Kind in der aktuellen Umgebung sicher fühlt. Sie können dem Kind ein Tuch oder einen anderen Gegenstand von sich dalassen, damit es weiß, dass Sie zurückkommen. Viel Hin und Her beim Abschied hilft nicht, denn daraus wird leicht ein Spiel, in dem es nicht mehr nur um Trennung, sondern auch um Kontrolle geht. Trennen Sie sich am Anfang nur für kurze Zeit und dehnen Sie die Zeiträume ganz allmählich aus. So geben Sie dem Kind Gelegenheit, sich an das Kommen und Gehen zu gewöhnen.

80 Widerstand gegen Trennung von Bezugspersonen

Kind klammert sich an eine enge Bezugsperson oder zeigt durch Weinen oder Protest, dass es nicht von ihr getrennt sein möchte. Es streckt die Arme nach ihr aus oder versucht ihr zu folgen, wenn sie den Raum verlässt.

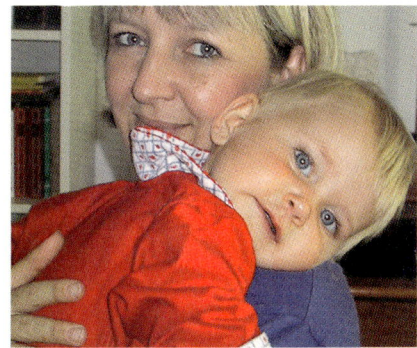

Soziale Beziehungen

heutiges Datum: _____   1. Beobachtung am _____

gekonnt? (– /✓) _____   2. Beobachtung am _____

Notizen

81 Soziale Rückversicherung

Auch dieses scheinbar so einfache soziale Verhalten ist an eine ganze Reihe von geistigen Voraussetzungen geknüpft und tritt daher typischerweise erst etwas später auf. Dazu gehört etwa, dass das Kind sich zunächst überlegt, was es gerne machen möchte. Wenn es diese Handlung beginnt, denkt es gleichzeitig darüber nach, was Sie (oder ein anderer Erwachsener, der sich gerade in der Nähe befindet) von diesem Plan halten. Weil das Kind sich nicht sicher ist, ob mit Widerstand oder Strafe zu rechnen ist, führt es die beabsichtigte Handlung nur ansatzweise aus und sucht noch einmal Blickkontakt, um zu prüfen, wie Sie reagieren. Es hat also zwei Dinge gleichzeitig im Geiste repräsentiert: sein eigenes Handlungsziel und die Bewertung seiner Handlung durch einen anderen Menschen. Kinder, die häufig Grenzen gesetzt bekommen, zeigen eher soziale Bezugnahme als Kinder, die es gewohnt sind, frei zu tun und zu lassen, was sie möchten. Die soziale Bezugnahme ist der Anfang der Berücksichtigung von sozialen Normen und daher ein förderungswürdiges Verhalten.

Hinweise zur Förderung: Es ist ein sehr wichtiger Moment, wenn das Kind zu Ihnen schaut, um mit seinem Blick zu fragen, ob es ein bestimmtes Verhalten ausführen darf oder nicht. Nicken Sie deutlich und ermutigen Sie das Kind weiterzumachen, wenn Sie einverstanden sind, oder schütteln Sie heftig mit dem Kopf und sagen Sie dazu „Nein!", wenn Sie nicht einverstanden sind. Fragt das Kind nach Ihrer Bewertung, sollte es eine klare Antwort bekommen. Macht das Kind trotz deutlichem „Nein", was es ursprünglich vorhatte, schreiten Sie ein und bleiben Sie konsequent! Klarheit und Konsequenz sind eine sehr wichtige Bedingung dafür, dass Kinder lernen, soziale Signale ernst zu nehmen. Diese Fähigkeit werden sie später noch oft brauchen.

81 Soziale Rückversicherung

Bevor das Kind etwas tut, prüft es durch einen Blick zur Bezugsperson, ob das Verhalten von dieser Person akzeptiert wird. Es sucht Blickkontakt und schaut fragend oder provozierend, bevor es handelt.

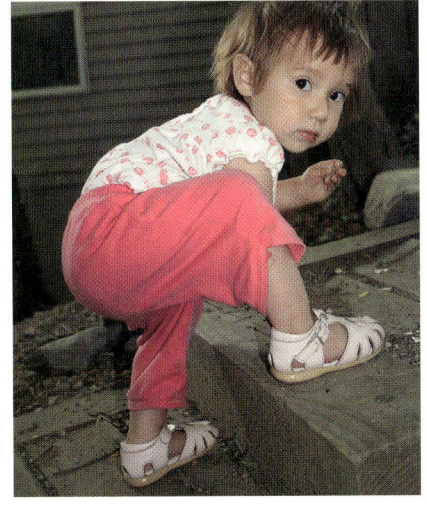

Soziale Beziehungen

heutiges Datum: _____

gekonnt? (– /✓) _____

1. Beobachtung am _____

2. Beobachtung am _____

Notizen

82 Emotionale Rückversicherung

Auch hier möchte das Kind wissen, was Sie emotional von einer bestimmten Sache halten. Es geht also um die Bewertung einer Situation, eines Objekts oder einer anderen Person. Weil diese fremd sind, ist das Kind möglicherweise etwas verunsichert und weiß nicht, ob es das, was es sieht, gut oder schlecht finden soll, ob es harmlos oder gefährlich ist. Das Kind schaut zu Ihnen und sucht in Ihrem Gesicht Hinweise auf Gefühle. Zeigen Sie Neugier oder Zurückhaltung? Sind Sie ängstlich oder gelassen? Die Antworten auf diese Fragen werden dem Kind helfen zu entscheiden, wie es sich selbst verhalten soll. Nicht alle Kinder sind gleichermaßen daran interessiert, sich bei ihren Gefühlsbewertungen an anderen zu orientieren. Entsprechendes Verhalten tritt aber nur dann auf, wenn der Erwachsene, zu dem das Kind schaut, eine Vertrauensperson ist und mimisch gut erkennbare Gesichtsausdrücke zeigt.

Hinweise zur Förderung: Signalisiert ein Kind durch seinen Blick, dass es wissen möchte, wie Sie als Erwachsene(r) eine Lage beurteilen, geben Sie ihm Antwort. Nicht immer wird das Kind Ihr Gefühl automatisch spiegeln. Möglicherweise bleibt es vorsichtig, obwohl Sie klar zeigen, dass keine Gefahr besteht. Das macht aber nichts. Wichtig ist nur zu erkennen, wann das Kind eine Antwort in Ihrem Gesicht sucht und wissen möchte, wie Sie reagieren. Ihr Verhalten wird vom Kind aufmerksam wahrgenommen. Haben Sie „Gefahr" signalisiert, warten Sie nach Möglichkeit erst ab, ob dieses Signal das Kind veranlasst, vorsichtig zu sein. Wenn nicht, müssen Sie natürlich einschreiten, aber wenn doch, ist es sehr gut, wenn die Kommunikation auch ohne körperlichen Einsatz Ihrerseits klappt!

82 Emotionale Rückversicherung

Wenn das Kind unsicher ist, was es von einer neuen Situation, einem unvertrauten Gegenstand oder einer unbekannten Person halten soll, schaut es zur Bezugsperson, um in ihrem Gesicht ablesen zu können, wie sie zu der Sache steht.

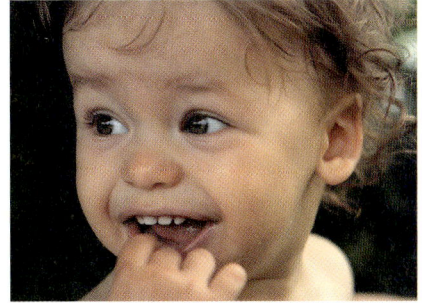

Soziale Beziehungen

heutiges Datum: _____ 1. Beobachtung am _____

gekonnt? (– / ✓) _____ 2. Beobachtung am _____

Notizen

83 Teilen

Schon sehr früh lernt das Baby, etwas abzugeben, etwa wenn sein Gegenüber einen Gegenstand zurückfordert. Sobald das Kind etwas älter wird, findet es auch Gefallen daran, anderen Menschen von sich aus Spielzeuge oder andere Dinge zu übergeben. Diese Art von Geben und Nehmen ist eine gute Möglichkeit, ohne Worte in Kontakt zu treten, und eine wichtige Vorübung für das Teilen. Hier kommt aber noch hinzu, dass das Kind sein Gegenüber zunächst beobachtet und bei ihm/ihr ein bestimmtes Bedürfnis feststellt. So kann es sein, dass im Sandkasten einem Spielkameraden die Schaufel fehlt, um den Eimer zu füllen, und das Kind ihm die eigene Schaufel überlässt oder dass ein anderer Mensch hungrig zusieht, während das Kind selbst an einem Keks knabbert und dann ein Stück von seinem Keks abgibt. Können Sie als Beobachter erkennen, dass das Kind die Bedürfnisse eines anderen Menschen zunächst erkennt und dann ohne Aufforderung spontan darauf reagiert, indem es Nahrungsmittel, Getränke, Spielzeug oder etwas anderes teilt, so hat es einen großen Schritt in seiner sozialen Entwicklung gemeistert. Es realisiert das Bedürfnis eines Gegenübers und möchte helfen, es zu befriedigen.

Hinweise zur Förderung: Oft fällt das Teilen Einzelkindern oder solchen, die zu Hause harte Konkurrenzkämpfe gewohnt sind, eher schwer und sie möchten lieber nichts abgeben. Es ist sehr schwierig, entsprechendes Verhalten zu üben. Am ehesten fördern lässt es sich, wenn Sie das Kind zunächst auf das Bedürfnis und die Gefühlslage des Gegenübers aufmerksam machen und dem Kind anschließend Zeit geben zu überlegen, was es mit dieser Information machen will. Ebenfalls hilfreich kann es sein, selbst ein gutes Vorbild zu sein und das Teilen im Alltag häufig vorzumachen oder andere Kinder, die dieses Verhalten zeigen, ausdrücklich zu loben.

83 Teilen

Kind teilt Nahrung, Getränke oder Spielmaterial freiwillig mit einem anderen Menschen, wenn es sieht, dass die andere Person etwas davon haben möchte.

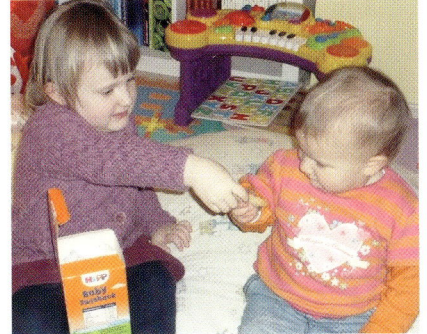

Soziale Beziehungen

heutiges Datum: _____   1. Beobachtung am _____

gekonnt? (– / ✓) _____   2. Beobachtung am _____

Notizen

84 Aufforderungen nachkommen

Im Alltag fordern wir Kleinkinder ständig auf, etwas Bestimmtes zu tun. Sie sollen warten, stillhalten, leise sein, sich hinsetzen und vieles mehr. Oder wir fordern sie auf, etwas mit Objekten zu tun: „Leg das Messer wieder hin!", „Nimm deine Tasche!", „Wirf das Papier weg!" oder „Zeig mir das Bild!". Damit entsprechendes Verhalten möglich ist, muss das Kind schon Gesten und erste Worte verstehen können. Es muss aber auch fähig sein, sein aktuelles Handlungsziel vorübergehend aufzugeben, um zu kooperieren. Dies fällt besonders schwer, wenn das Kind sehr beschäftigt ist. Notieren Sie das erste Beobachtungsdatum, wenn das Kind auf eine Aufforderung reagiert, obwohl es gerade mit etwas anderem beschäftigt war und sie es nur einmal angesprochen haben.

Hinweise zur Förderung: Die wenigsten Kleinkinder reagieren einfach auf Zuruf, wenn sie gerade mit etwas anderem beschäftigt sind. Je attraktiver die Beschäftigung, desto weniger wahrscheinlich ist es, dass Sie mit Ihrer Botschaft durchdringen. Das Kind muss erst Abstand bekommen. Rufen Sie es beim Namen und bitten Sie es, Ihnen in die Augen zu sehen, bevor Sie sagen, was Sie von ihm möchten. Bleiben Sie geduldig und wiederholen Sie Ihr Anliegen, falls sich das Kind wieder abwendet. Geben Sie nicht gleich auf! Sonst lernt das Kind, dass es Sie nur lange genug ignorieren muss, um in Ruhe gelassen zu werden. Loben Sie das Kind, wenn es Ihnen entgegenkommt! Je häufiger das Befolgen von Aufforderungen positiv erlebt wird, desto leichter wird es, das Kind zur Kooperation zu bewegen. Ärger bei Nichtbefolgen ist verständlich, aber wenig hilfreich. Er führt dazu, dass das Kind die gewünschte Handlung am Ende nur mit Widerstand ausführt. Dies motiviert nicht gerade dazu, sich bei nächster Gelegenheit kooperativ zu verhalten. Bleiben Sie am besten hartnäckig, aber freundlich, bis das Kind Ihrer Bitte nachkommt.

84 Aufforderungen nachkommen

Kind, das von jemand anderem gebeten wird, etwas Bestimmtes zu tun (z. B. etwas zu holen oder zu halten, an einen bestimmten Ort zu kommen), reagiert und kommt der Aufforderung von alleine nach, obwohl es gerade mit etwas anderem beschäftigt war.

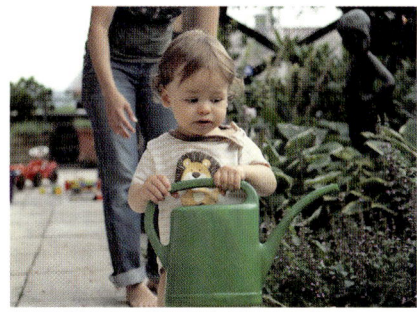

Soziale Beziehungen

heutiges Datum: _____   1. Beobachtung am _____

gekonnt? (– /✓) _____   2. Beobachtung am _____

Notizen

85 Freiwilliges Helfen

Auch wenn kleine Kinder nur über begrenzte Möglichkeiten verfügen, sich an den Arbeiten, die im Haus oder in der Kita anfallen, zu beteiligen, können sie doch schon einiges tun: Sie mögen zum Beispiel beim Tischdecken oder -abräumen helfen, Staub wischen, Abfälle in den Papierkorb werfen, Spielsachen wegräumen, um andere Menschen zu entlasten. Dies gilt auch für das Spiel mit anderen. Hier kann das Kind beispielsweise anbieten, etwas zu halten, zu holen oder zu suchen. Anders als im vorherigen Meilenstein, geht es jetzt aber nicht darum, einer Anweisung nachzukommen, sondern entsprechendes Verhalten spontan – also von sich aus – zu zeigen. Voraussetzung dafür ist, dass das Anliegen des anderen Menschen verstanden wird und das Kind von sich aus bereit ist, bei der Verwirklichung dieses Anliegens mitzuhelfen – ähnlich wie beim Teilen. Hier geht es allerdings nicht darum, etwas abzugeben, sondern bei der Verwirklichung des Zieles einer anderen Person mitzuwirken. Notieren Sie das erste Beobachtungsdatum also bitte nur dann, wenn das Kind sein hilfreiches Verhalten ohne vorherige Aufforderung zeigt.

Hinweise zur Förderung: Wenn Sie möchten, dass das Kind andere Menschen unterstützt, machen Sie deutlich (durch Ihren Gesichtsausdruck und Ihre Gesten), dass auch Sie ab und zu Hilfe brauchen. Lassen Sie Raum, damit das Kind sich tatsächlich als hilfreich erleben kann! Gestalten Sie dafür Arbeiten gemeinsam und machen Sie das Kind zu mehr als einem einfachen Handlanger. Überlassen Sie ihm – soweit es sie tragen kann – auch Verantwortung. Es braucht das Gefühl, wichtig zu sein, um Spaß am Helfen zu bekommen. Zeigen Sie Dankbarkeit, aber seien Sie dabei nicht zu überschwänglich. Das Kind sollte erfahren, dass gegenseitige Unterstützung etwas ganz Natürliches ist.

85 Freiwilliges Helfen

Kind zeigt spontan Bemühen, andere zu unterstützen. Es hilft Erwachsenen (z. B. bei der Hausarbeit) oder anderen Kindern im Spiel bei der Umsetzung eines Vorhabens. Es will von sich aus hilfreich sein.

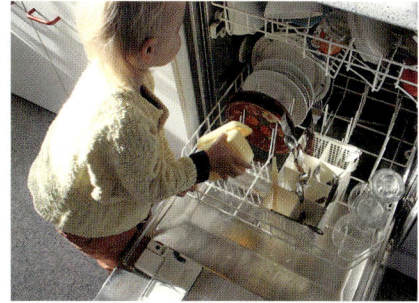

Soziale Beziehungen

heutiges Datum: _____ 1. Beobachtung am _____

gekonnt? (– /✓) _____ 2. Beobachtung am _____

Notizen

86 Assoziatives Spiel

Das assoziative Spiel ist noch kein gemeinsames Spiel; es lässt aber schon erkennen, dass das Kind einen Spielpartner im Blick hat. Zunächst sind kleine Kinder oft ganz von ihrer eigenen Spielhandlung aufgesogen und bekommen überhaupt nicht mit, was andere tun. Oder sie nehmen plötzlich andere wahr und stoppen dann komplett mit ihrem eigenen Spiel, ohne es wieder aufzugreifen. Im Unterschied dazu erkennt man das assoziative Spiel an vier Merkmalen: (1) Das Kind spielt in räumlicher Nähe zu anderen Kindern. (2) Es bleibt bei seiner eigenen Spielhandlung. (3) Es schaut immer wieder, was ein anderes Kind tut, ohne in dessen Spiel einzugreifen. (4) Es sucht Blickkontakt mit dem anderen Kind und tritt in sozialen Austausch (mit Lauten oder Gesten). Typische Situationen dieser Art treten in der Sandkiste oder in der Puppenecke, beim Puzzeln oder beim Umgang mit Baumaterialien (Knete, Lego etc.) auf.

Hinweise zur Förderung: Für die Förderung assoziativen Spieles braucht es nichts als passende Gelegenheiten. Auf dem Spielplatz, in der Krabbelgruppe oder in der Kita ergeben sich täglich Situationen entsprechender Art. Sie brauchen das Kind lediglich in die Nähe eines anderen Kindes zu setzen. Lassen Sie es in seinem eigenen Tempo üben, die Aufmerksamkeit zwischen eigener Aktivität und der Aktivität für das Spiel anderer Kinder flexibel abzuwechseln. Wenn das Kind so weit ist, wird es in direkten Handlungsaustausch treten. Sollte es dazu neigen, störend in das Spiel anderer einzugreifen und sein eigenes Spiel rasch zu vergessen, können Sie es dazu ermutigen, bei seinem eigenen Vorhaben zu bleiben. Greifen Sie aber besser nur dann ein, wenn dies wirklich nötig ist!

86 Assoziatives Spiel

Kind beobachtet beim eigenen Spiel, was ein anderes Kind gerade tut. Es greift nicht in das Spiel des anderen ein, nimmt aber Anregungen auf (z. B. Imitation von Handlungen anderer Kinder im Sandkasten).

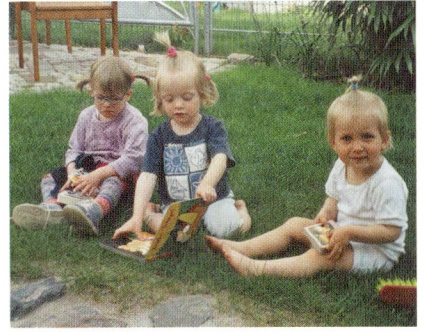

Soziale Beziehungen

heutiges Datum: _____ 1. Beobachtung am _____

gekonnt? (– /✓) _____ 2. Beobachtung am _____

Notizen

87 Bewegungsspiel

An dieser Stelle sind vor allem Spiele gemeint, die man nicht ganz alleine spielen kann, bei denen aber auch nur wenige Absprachen notwendig sind, weil die Regeln einfach und klar definiert sind. Beispiele dafür sind Wippen, Fangen oder Verstecken. Das gemeinsame Spiel kann auch darin bestehen, sich gegenseitig einen Ball hin und her zu rollen. Anders als beim assoziativen Spiel geht es hier nicht in erster Linie darum, dass jeder für sich etwas Interessantes tut, sondern vor allem darum, etwas gemeinsam zu machen. Wenn Sie erkennen, dass das beobachtete Kind mit mindestens einem anderen Kind spielt und beide dabei ein gemeinsames Spielziel verfolgen, ohne dass Sie die Kinder vorher dazu angeregt haben, können Sie das erste Beobachtungsdatum notieren. Klatschspiele gelten auch als gemeinsame Bewegungsspiele, während viele Spielplatzaktivitäten (Schaukeln, Rutschen, Klettern) nicht unbedingt zu dieser Kategorie gehören, sofern dafür keine zweite Person gebraucht wird. Aber zu zweit auf einer Wippe zu sitzen oder im Tandem zu rutschen, sind durchaus gemeinsame Bewegungsspiele. Entscheidend ist also, ob das Spiel Mitspieler erfordert oder nicht.

Hinweise zur Förderung: Für gemeinsame Bewegungsspiele braucht man zwei Dinge: Spielpartner und Platz. Nicht selten muss man entsprechende Plätze bewusst aufsuchen, weil die eigene Wohnung nicht genug Raum dafür bietet. Ein Park, eine Wiese oder ein Wald, eine Schwimm- oder Turnhalle, ein geräumiges Gebäude oder eine alte Ruine sind ideale Orte für gemeinsame Bewegungsspiele. Wenn die Kinder die Regeln von Bewegungsspielen noch nicht kennen, sollten Sie sie mit wenigen einfachen Worten erklären und dann sehen, was die Kinder selbst daraus machen.

87 Bewegungsspiel

Kind spielt ein Spiel, für das es andere Kinder braucht und sich bewegen muss (z. B. Fangen, Ballspiele, Verstecken). Das Spiel dauert länger als drei Minuten.

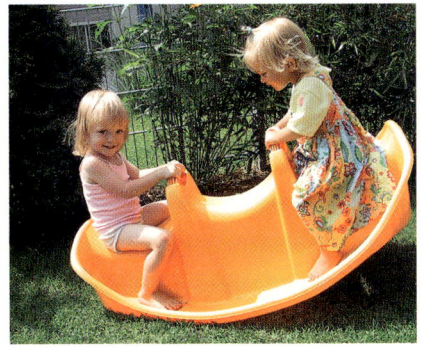

Soziale Beziehungen

heutiges Datum: _____ 1. Beobachtung am _____

gekonnt? (– /✓) _____ 2. Beobachtung am _____

Notizen

88 Konstruktionsspiel

Im Unterschied zu den Bewegungsspielen geht es bei Konstruktionsspielen um den Umgang mit Spielmaterial, aus dem gemeinsam etwas gemacht wird. Dieser Prozess setzt Abstimmungen voraus, die sich mit dem Spielverlauf ändern können. Es gibt keine klaren Regeln. Das Bauziel wird von den Spielpartnern selbst festgelegt. Dabei muss man Rücksicht aufeinander nehmen und sich unter Umständen gegenseitig unterstützen (Platz machen, Material reichen etc.). Jüngere Kinder lernen dieses Verhalten zunächst im Umgang mit älteren Kindern oder Erwachsenen. Ob es darum geht, in der Spielecke mit Lego oder Holzklötzen eine Stadt zu konstruieren, am Strand oder in der Sandkiste eine Burg zu bauen, mit Decken und Tischen eine Höhle zu schaffen oder mit Schienen eine Eisenbahnstrecke zusammenzustecken, spielt dabei keine Rolle. Notieren Sie das erste Beobachtungsdatum, sobald das Kind gemeinsam mit Spielpartnern eine Szene aufbaut. Dieser Prozess sollte mindestens drei Minuten dauern und Absprachen einschließen. Es genügt also nicht, dass jedes Kind für sich alleine an der gleichen Baustelle etwas tut, sondern es ist sehr wichtig, dass das Kind sich mit dem Spielpartner über seine Handlungen austauscht.

Hinweise zur Förderung: Als Erwachsener können Sie gemeinsame Konstruktionsspiele anstoßen, indem Sie zunächst selbst etwas bauen. Kommen Kinder dazu und fangen ebenfalls an, mit dem Material zu hantieren, können Sie fragen, was jedes Kind vorhat, und so dazu anregen, sich über die eigenen Pläne auszutauschen. Falls dies klappt, werden Sie bald überflüssig sein und können sich zurückziehen. Ansonsten können Sie von sich aus zwischen den eigenen Bauplänen und den Bauplänen der Kinder Verknüpfungen herstellen und den Kindern auf diese Weise zeigen, wie es geht, sich im Spiel konstruktiv aufeinander zu beziehen.

88 Konstruktionsspiel

Kind baut mehr als drei Minuten lang etwas auf (z. B. Sandburg, Höhle). Das Bauziel, die Aufgabenteilungen oder der Spielverlauf werden mit den Spielpartnern (älteren Kindern oder Erwachsenen) gemeinsam besprochen.

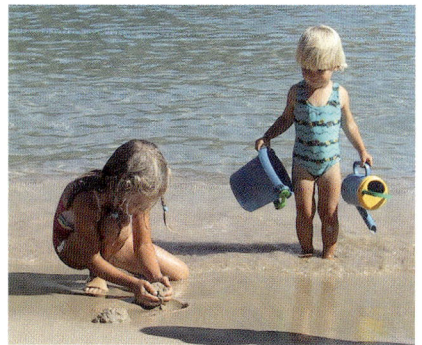

Soziale Beziehungen

heutiges Datum: _____ 1. Beobachtung am _____

gekonnt? (– /✓) _____ 2. Beobachtung am _____

Notizen

89 Rollenspiel

Hier übernimmt das Kind eine ganz bestimmte soziale Rolle und handelt oder spricht entsprechend: etwa als Arzt, Verkäufer, Mutter oder Räuber. Auch wenn es Spielfiguren auf Ritterburgen, in Puppenhäusern oder Kasperletheatern sprechen lässt, nimmt das Kind eine soziale Rolle ein. Diese Aktivität trainiert zahlreiche wichtige soziale Kompetenzen parallel: Das Kind macht sich klar, was es über bestimmte Situationen und typische Handlungsmuster weiß. Es übt seine sprachlichen Fähigkeiten und seine soziale Fähigkeit, sich in andere hineinzuversetzen. Zunächst macht es dies eher alleine, später kann es sich mit anderen (meist älteren Kindern) koordinieren und irgendwann werden die Rollendialoge zum Teil detailliert abgesprochen. Rollenspiele mit anderen setzen komplexe Abstimmungsprozesse voraus, die sich erst im Kindergartenalter entwickeln. Notieren Sie das erste Beobachtungsdatum, sobald das Kind „für eine andere Person" spricht und mehr als drei Minuten eine bestimmte Rolle übernimmt.

Hinweise zur Förderung: Geeignete Spielmaterialien, wie etwa Verkleidungen, Ritterburgen, Puppenhäuser oder Ähnliches, animieren Kinder besonders stark zum Rollenspiel. Oft dienen Geschichten, Theaterstücke oder Filme, die die Kinder gehört und gesehen haben, als Anregungen, Szenen nachzuspielen. Damit aus dem einsamen ein gemeinsames Rollenspiel wird, sind darüber hinaus passende Spielpartner wichtig. Hier lernen die Kleinen von den Großen. Erst spielen sie einfach mit und übernehmen eher passive Rollen. Sobald ihre sprachlichen Kompetenzen sich erweitert haben, werden sie von sich aus anfangen mitzumischen. Den Zeitpunkt dafür suchen sie sich selbst. Als Erwachsener können Sie Gelegenheiten für Rollenspiele schaffen und Materialien bereitstellen, aber die Spielgestaltung überlassen Sie besser den Kindern selbst!

89 Rollenspiel

Kind versetzt sich in eine Rolle (z. B. Verkäufer, Doktor, Kapitän) und spielt länger als drei Minuten, diese Person zu sein. Es können Verkleidungen oder Spielfiguren zum Einsatz kommen. Spielpartner sind in der Regel ältere Kinder oder Erwachsene.

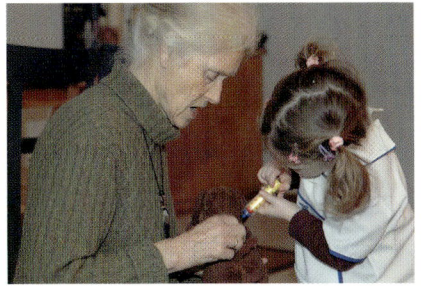

Soziale Beziehungen

heutiges Datum: _____   1. Beobachtung am _____

gekonnt? (– /✓) _____   2. Beobachtung am _____

Notizen

90 Regelspiel

Bei Regelspielen sind von vornherein deutlich mehr Rahmenbedingungen festgelegt als bei allen zuvor erwähnten Spielarten. Meistens finden Regelspiele am Tisch (oder am Boden) statt, legen die Anzahl der Teilnehmer fest und können nur unter Verwendung speziellen Materials gespielt werden. Die Regeln betreffen (1) den Aufbau des Spielgeschehens, (2) den konkreten Umgang mit dem Spielmaterial, (3) die Frage, wann man „dran" ist und (4) unter welchen Umständen man was zu tun hat. Feste Regeln zu kennen, zu verstehen und einzuhalten, ist für kleine Kinder eine enorme Herausforderung! Aus diesem Grund entwickelt sich die Fähigkeit zu Regelspielen meist erst im Kindergartenalter. Dabei lernen die Kleinen zunächst, sich am Spiel von älteren Kindern oder Erwachsenen zu beteiligen. Notieren Sie das erste Beobachtungsdatum, sobald ein Kind mehr als drei Minuten an einem Spiel beteiligt ist, das die oben genannten Kriterien (Punkte 1 bis 4) erfüllt und dabei alle Regeln von sich aus einhält.

Hinweise zur Förderung: Es macht wenig Sinn, einem Kleinkind erst alle Regeln vorzulesen und dann loszuspielen. Viel besser ist es, das Kind einzuladen, mit einem Erwachsenen zusammenzuspielen und im Spiel das eigene Handeln zu kommentieren, damit das Kind die Regeln Stück für Stück mitbekommt. Später kann man das Kind fragen, was in einem bestimmten Fall zu tun sei, um zu prüfen, ob es die Regel verstanden hat. Sobald auch das klappt, kann das Kind für sich selbst spielen. Wichtig ist, dass Sie für den Anfang Spiele mit einer überschaubaren Anzahl von Regeln wählen und dabei die Altersangaben auf der Packung beachten. Man kann Regeln natürlich auch immer vereinfachen, wenn sie für Anfänger zu komplex sind. Wichtig ist nur, dass alle Mitspieler die Regeln kennen und sich darüber einig sind, bevor es losgeht.

90 Regelspiel

Kind beteiligt sich an Spielen, für die es spezielles Spielmaterial und festgelegte Regeln gibt (z. B. Würfelspiele). Es akzeptiert die Regeln und versucht, sich daran zu halten. Spielpartner sind häufig ältere Kinder oder Erwachsene.

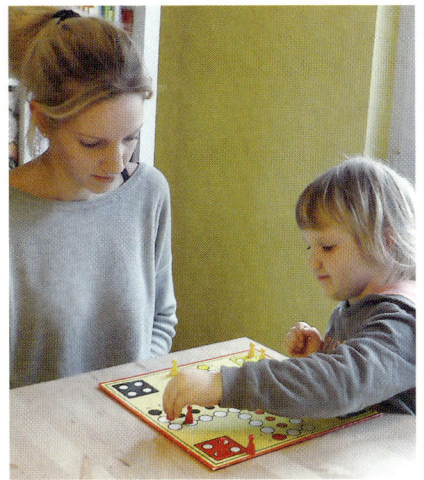

Soziale Beziehungen

heutiges Datum: _____

gekonnt? (– /✓) _____

1. Beobachtung am _____

2. Beobachtung am _____

Notizen

Selbstregulation

Ein Neugeborenes ist zunächst sehr hilflos und ganz auf die Fürsorge anderer angewiesen. Ob es Hunger, Schmerz oder eine volle Hose hat, ob ihm kalt oder heiß ist, ob es Ruhe braucht oder Anregung – in den ersten Lebenstagen und -wochen sind die Eltern gefordert, das Kind bei der Regulierung seiner Bedürfnisse und Gefühle tatkräftig zu unterstützen. Weil das Kind sich nicht selbst helfen kann, schreit es, wenn es sich unwohl fühlt. Dieses Schreien ist ein biologisch programmiertes Signal an andere Menschen, sich zu kümmern. Das Baby braucht unsere Hilfe, solange es sich noch nicht alleine regulieren kann!

Schon bald wird das Kind aktiver in seiner Auseinandersetzung mit dem eigenen Körper und der Umwelt. Es weint jetzt nicht mehr nur aus Not, sondern setzt sein Schreien teilweise auch gezielt ein, um das zu bekommen, was es gerne möchte. Nun beginnt das schwierige Geschäft der Erziehung: Erwachsene müssen abwägen, wie sie mit den Ansprüchen des Kindes umgehen sollen. Braucht das Kind wirklich Unterstützung oder kann es die Angelegenheit alleine regeln? Wie kann man dem Kind helfen, Selbstregulation zu üben? Diese Fragen beschäftigen jede Generation von Eltern und Erziehern neu.

Ein gewisses Maß an Selbstkontrolle ist nötig, um mit anderen gut auskommen zu können. Wer für alles einen Erwachsenen braucht, wer immer sofort schreit oder schlägt, wenn etwas nicht nach seinem Willen läuft, der stresst seine Umgebung und macht sich nur schwer Freunde – sowohl bei den Großen als auch bei anderen Kindern. Selbstregulation ist daher eng verknüpft mit sozialen Kompetenzen, die bereits im vorhergehenden Kapitel Thema waren. Je besser wir wissen, wie viel Selbstregulation von einem Kind gefordert werden und auf welche Weise man dies am besten erreichen kann, desto besser lernt das Kind von Anfang an, selbstständig zu sein und einen guten Austausch mit seinen Bezugspersonen herzustellen. Werden zu wenige Ansprüche gestellt, fehlen die Lerngelegenheiten. Werden zu viele Forderungen gestellt, die das Kind noch nicht erfüllen kann, wird das Vertrauen in die Welt und andere Menschen gestört.

Allgemeine Trends der Selbstregulation

In den ersten Lebenswochen steht die Regulierung von einfachen Körpervorgängen wie Nahrungsaufnahme und Schlafen im Vordergrund. Dabei ist das Kind zunächst stark auf die Unterstützung durch andere Menschen angewiesen. Es lernt als Erstes, diese Unterstützung anzunehmen, und dann, sich wieder Schritt für Schritt von ihr zu lösen, etwa wenn es lernt, den eigenen Daumen in den Mund zu stecken und daran zu lutschen, um besser auf die nächste Mahlzeit warten zu können, oder wenn es nachts aufwacht und von alleine wieder einschläft. Manche Kinder fordern noch lange die Hilfe ihrer Bezugspersonen, um diese elementaren Aufgaben zu meistern, während andere früh nach Wegen suchen, sich selbst zu regulieren. Es gibt hier große Unterschiede zwischen den Kindern, aber auch zwischen den Erwachsenen im Umgang mit den Kleinen. Manche Erwachsenen denken, man könne ein Kind gar nicht verwöhnen und sind sofort zur Stelle, um jedes Bedürfnis unmittelbar zu befriedigen. Damit geben sie ihm aber auch wenig Gelegenheit, Selbstregulation zu üben. Andere Erwachsene denken, man müsse dem Kind früh klarmachen, dass nicht alle nach seiner Pfeife tanzen und lassen es unter Umständen stundenlang schreiend im Bettchen liegen. Weil das Kind gerade zu Beginn seines Lebens so elementar abhängig von Erwachsenen ist, brauchen seine Bezugspersonen ein großes Einfühlungsvermögen, um entscheiden zu können, wann Selbstregulation gefordert werden kann und wann nicht. Schon bald aber gewinnt das Kind ein Stück mehr Unabhängigkeit und muss lernen, mit seinen Handlungsimpulsen und Wünschen eigenständig umzugehen.

Zunächst wird jeder Wunsch ohne Hemmungen offen gezeigt. Dabei stößt das Kind natürlicherweise an Grenzen, etwa wenn die eigenen Fähigkeiten noch nicht ausreichen, ein bestimmtes Ziel zu erreichen, wenn Erwachsene nicht sofort machen, was man will, oder wenn andere Kinder ein begehrtes Spielzeug nicht abgeben wollen. Mit solchen Grenzen sozial verträglich umgehen zu können, erfordert Selbstkontrolle. Von älteren Kleinkindern erwartet man außerdem, dass sie Selbstbeherrschung auf Bitten anderer zeigen, beispielsweise wenn sie aufgefordert werden, etwas zu unterlassen, kurz zu warten, leise zu sein oder etwas zu teilen.

Eine besondere Aufgabe stellt auch die Regulierung der eigenen Ausscheidungen dar. Nicht mehr in die Hose zu machen, setzt voraus, dass Blase und Darm kontrolliert werden können. Wie früh diese Fähigkeiten entwickelt sind, hängt von Reifungsvorgängen im Körper ab. Aber auch Rahmenbedingungen, die Erwachsene schaffen, spielen eine Rolle. Wer auch als älteres Kleinkind immer automatisch eine frische Windel bekommt, wenn die alte voll ist, sieht vermutlich erst vergleichsweise spät einen Grund dafür, auf den Topf oder aufs Klo zu gehen und dafür eine angenehme Spieltätigkeit zu unterbrechen. Andererseits macht es wenig Sinn, einem Kind, das körperlich noch nicht in der Lage ist, seine Blase zu kontrollieren, die Windel zu verweigern. Auch hier gilt es sehr sorgfältig abzuwägen, was gefordert werden kann und wofür es noch zu früh ist.

Es ist bei allen Formen der Selbstregulation grundsätzlich schwer, eine klare Alterszuordnung vorzunehmen oder zu sagen, was man von einem Kind verlangen sollte und wo die Überforderung anfängt. Fest steht lediglich, dass Selbstkontrolle ein bedeutsames Entwicklungsziel für das ganze Leben darstellt, wobei in der frühen Kindheit wichtige Weichen für später gelegt werden.

Auswirkungen der Selbstkontrolle auf andere Entwicklungsbereiche

Selbstregulation hat zahlreiche Auswirkungen auf andere Entwicklungsbereiche. Ein Kind, das eine gute Balance findet zwischen Selbstregulation und dem Vertrauen auf andere, wird entspannter mit Anforderungen im Alltag umgehen können und seine Aufmerksamkeit verstärkt der Umwelt zuwenden. Dies wirkt sich indirekt auf seine Denkentwicklung aus, indem mehr Energie für die Auseinandersetzung mit der Umwelt bleibt. Auch die Feinmotorik kann sich zweifellos besser entwickeln, wenn ein Kind nicht zu impulsiv handelt, sondern überlegt und mit Ruhe. Es liegt auf der Hand, dass eine schwach ausgeprägte Fähigkeit zur Selbstregulation das Kind abhängiger macht von anderen Menschen und gleichzeitig den Aufbau positiver Beziehungen zu Erwachsenen und anderen Kindern auf vielen Ebenen erschwert. Vor diesem Hintergrund scheint es einmal mehr wichtig, sich Gedanken um eine sinnvolle Förderung dieser Kompetenzen zu machen.

Was Sie beim Umgang mit den folgenden Meilensteinen beachten sollten

Wenn nachfolgend verschiedene Meilensteine der Selbstregulation beschrieben werden, behalten Sie bitte stets im Kopf, dass hier Kompetenzen des Kindes beschrieben werden, die viel mit Beziehung zu tun haben. Das Kind mag im Umgang mit bestimmten Personen mehr Selbstregulation zeigen als im Umgang mit anderen. Vielleicht ist es auch in bestimmten Situationen eher in der Lage, sich selbst zu regulieren als in anderen. Denn die Kleinen sind sehr schlau und stellen schon früh fest, welche Ansprüche unter welchen Umständen an wen gestellt werden können. Es lohnt sich daher, mit anderen Bezugspersonen den Austausch zu suchen und sich darüber zu unterhalten, wann und wie es dem Kind schon erfolgreich gelungen ist, sich selbst zu regulieren. Bitte bedenken Sie auch, dass es hier um Grundfragen der Erziehungseinstellung geht. Man kann also durchaus sehr unterschiedlich darüber denken, was gut für ein kleines Kind ist. Ich biete Ihnen meine Einschätzung, aber es gibt natürlich auch andere Gedanken zu diesem Thema. Bei den Hinweisen zur Förderung müssen Sie also auch für sich abwägen, inwieweit Selbstregulation aus Ihrer Sicht gefördert werden kann und sollte.

91 Sich von vertrauten Personen beruhigen lassen

Für Neugeborene ist es selbstverständlich, zu weinen oder zu schreien, wenn etwas nicht stimmt. Erwachsene sind biologisch so vorbereitet, dass sie auf diese Rufe reagieren. Wir verspüren ein natürliches Bedürfnis, zum Kind zu gehen und es auf den Arm zu nehmen. Wir streicheln, wiegen oder schunkeln das Kind sanft und sprechen dabei beruhigend auf es ein. Im Normalfall sollte sich das Kind unter diesen Umständen innerhalb weniger Minuten wieder beruhigen können. Selbst wenn die Hose noch immer voll oder der Bauch leer ist, bewirkt die Zuwendung durch andere zunächst, dass das Weinen/Schreien aufhört. Das Kind zeigt mit diesem Verhalten zweierlei: (1) Es ist in der Lage, seine Gefühle an die veränderten Rahmenbedingungen anzupassen. (2) Es hat bereits die Erwartung ausgebildet, dass Erwachsene ihm helfen, wenn es sich nicht wohlfühlt. Prüfen Sie, ob das aufgeregte Kind sich durch fürsorgliche Zuwendung und Körperkontakt innerhalb von drei Minuten wieder beruhigen kann. Haben sie entsprechendes Verhalten mehr als einmal am gleichen Tag beobachtet, können Sie das erste Beobachtungsdatum notieren.

Hinweise zur Förderung: Es ist für junge Babys von großer Bedeutung, Vertrauen in Bezugspersonen entwickeln zu können. Dafür müssen die Signale des Kindes von diesen Personen ernst genommen werden. Es sollte sich möglichst rasch jemand darum kümmern, wenn das Kind weint oder schreit. Wichtig ist auch, dass Sie als Erwachsene(r) eine beruhigende Ausstrahlung haben, wenn Sie das Kind auf den Arm nehmen. Selbst wenn Sie nicht gleich wissen, warum es weint, ist zunächst entscheidend, dass Sie überzeugend klarmachen: Ich bin bei Dir und kümmere mich um Dich! Du bist nicht alleine!

91 Sich von vertrauten Personen beruhigen lassen

Kind kann sich mit der Hilfe eines vertrauten Erwachsenen innerhalb von weniger als drei Minuten wieder beruhigen, wenn es zuvor geweint hat. Es zeigt dieses Verhalten mehrmals am gleichen Tag.

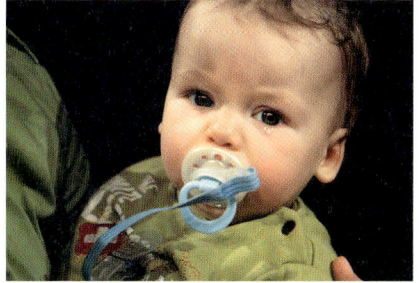

Selbstregulation

heutiges Datum: _____ 1. Beobachtung am _____

gekonnt? (– /✓) _____ 2. Beobachtung am _____

Notizen

92 Beginnende Selbstberuhigung

Es ist schwer, dieses Verhalten eindeutig zu erkennen. Natürlich hört jedes Baby irgendwann aus Erschöpfung auf zu weinen, wenn man es nur lange genug schreien lässt. Diese Art von Beruhigung ist nicht gemeint! Ebenso wenig geht es um die Frage, ob die Selbstberuhigung *immer* gelingt. Vielmehr stellt sich die Frage, ob das Kind Ansätze zeigt, sich ohne erwachsene Hilfe zu beruhigen, wenn es in Aufregung geraten ist. Erkennbare Zeichen solchen Verhaltens sind Daumen lutschen, sich an ein Stofftier kuscheln oder sich ablenken. Wenn Sie eine Verhaltensweise dieser Art beobachten, gilt dies als Selbstberuhigung. Oft ist diese Fähigkeit nachts gefordert, wenn das Kind kurz aufwacht und zunächst weint. Aber auch tagsüber mag sich das Kind aufregen, wenn Sie einmal gerade nicht sofort greifbar sind. Braucht es in einer solchen Situation *nicht* durch jemand anderen getröstet oder abgelenkt zu werden, um sich wieder zu beruhigen, zeigt es Selbstberuhigung.

Hinweise zur Förderung: Die beste Unterstützung zur Selbstberuhigung besteht darin, auf Situationen, in denen das Kind leichtes Unbehagen zeigt, mit Mitgefühl und Aufmerksamkeit zu reagieren, sich aber zunächst ein Bild davon zu machen, wie dringend Sie wirklich aktiv werden müssen. Sind Sie einmal verhindert, das Kind sofort zu trösten, brauchen Sie sich nicht schlecht zu fühlen, sondern sollten sich klarmachen, dass Sie dem Kind damit eine Entwicklungsgelegenheit geben, die Fähigkeit zur Selbstberuhigung zu schulen. Wichtig ist nur, diesen Zeitraum nicht zu lange auszudehnen und im Zweifelsfall auch für das Kind da zu sein, wenn es alleine noch nicht klarkommt.

92 Beginnende Selbstberuhigung

Kind kann sich ohne Hilfe Erwachsener innerhalb von weniger als drei Minuten wieder beruhigen, wenn es geweint (nicht gebrüllt) hat. Situationen, in denen das Kind aus Erschöpfung aufhört zu schreien, sind nicht gemeint.

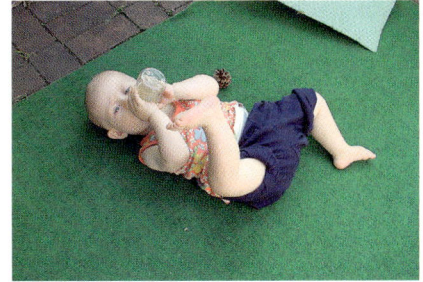

Selbstregulation

heutiges Datum: _____ 1. Beobachtung am _____

gekonnt? (– /✓) _____ 2. Beobachtung am _____

Notizen

93 Impulse auf Verlangen anderer kontrollieren

Sobald ein Kind mobil wird, hört man Erwachsene häufiger „Nein!" sagen. Später kommen auch andere Bemerkungen einschränkender Art dazu. Aufforderungen wie „Stopp!", „Warte!", „Halte still!", „Sei leise!" oder „Lass das!" sollen das Kind davon abhalten, eine bestimmte Aktivität zu zeigen. Um das Verhalten in genau diesen Situationen geht es. Gemeint ist nicht etwa, dass das Kind auf Bitten Erwachsener eine neue Handlung zeigt (siehe Meilenstein 84, „Aufforderungen nachkommen"), sondern dass es eine unerwünschte Handlung hemmt, wenn es nachdrücklich dazu aufgefordert wird. Dabei genügt es, wenn die Hemmung für einen kurzen Zeitraum (sechs Sekunden) gelingt oder wenn das Verhalten weniger intensiv als zuvor gezeigt wird (z. B. wenn das Kind flüstert, nachdem es zum Leisesein oder Stillhalten aufgefordert wurde).

Hinweise zur Förderung: Erwachsene können Kindern helfen, die Hemmung unerwünschter Impulse zu lernen, indem sie mit fester und klarer Stimme sagen, was sie vom Kind erwarten. Wichtig ist auch, nicht nur mit den Achseln zu zucken, wenn das Kind nicht reagiert, sondern die Aufforderung zunächst noch etwas lauter zu wiederholen. Freundliche und höfliche Bitten führen nur selten zum Erfolg, weil jüngere Kinder eher auf die emotionale Tönung der Stimme als auf Worte reagieren. Wird trotz verschärften Tones nicht reagiert, sollten Sie sich nicht scheuen, Konsequenzen zu ziehen (z. B. das Kind aus einer Situation entfernen, in der es etwas Unerwünschtes tut). Das erhöht die Chancen, dass Ihr Anliegen beim nächsten Mal ernst genommen wird. Allerdings brauchen die meisten Kinder viel Übung und Unterstützung, bis es ihnen gelingt, eigene Impulse auf Verlangen anderer zu hemmen.

93 Impulse auf Verlangen anderer kontrollieren

Kind unterlässt eine Aktivität, weil es mit Nachdruck und Bestimmtheit dazu aufgefordert wird. Entweder, das unerwünschte Verhalten zeigt sich eindeutig in schwächerer Ausprägung oder es wird für mindestens sechs Sekunden komplett unterlassen.

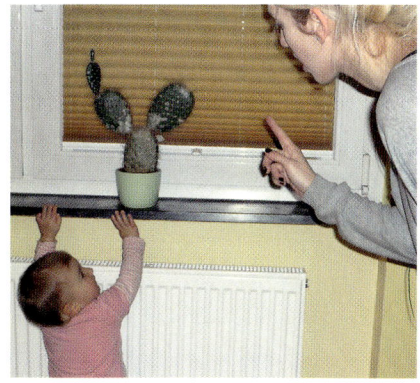

Selbstregulation

heutiges Datum: _____ 1. Beobachtung am _____

gekonnt? (– /✓) _____ 2. Beobachtung am _____

Notizen

94 Impulse eigenständig kontrollieren

Diese Form der Selbstkontrolle ist zweifellos eine Übung für Fortgeschrittene, die in der Regel erst funktioniert, wenn das Hemmen eigener Impulse auf Verlangen anderer schon gut gelingt. In Zeiten, in denen Kinder für unerwünschtes Verhalten massiv bestraft wurden, war Selbstkontrolle häufig schon bei Kleinkindern zu beobachten – dann aber verbunden mit großen Ängsten. Heute werden Kinder wesentlich behutsamer zur Selbstkontrolle angeleitet, oft versucht man sie durch Argumente zu überzeugen. Dies dauert länger und wird von vielen erst spät gelernt – nicht zuletzt, weil die Kinder sprachlich weit genug entwickelt sein müssen, um Erklärungen und soziale Zusammenhänge wirklich zu verstehen. Erklärungen und Appelle sind daher lange Zeit nur sehr begrenzt wirksam. Viele kleine Kinder hemmen eigene Impulse nur, um negative Konsequenzen zu vermeiden. Wenn es also ungünstige Folgen hat, sich nicht zu kontrollieren, steigt die Wahrscheinlichkeit, das unerwünschte Verhalten selbstständig zu unterlassen. Kann sich das Kind dagegen jederzeit und in jeder Form ungehemmt äußern, wird es kaum lernen, Impulse eigenständig zu kontrollieren.

Hinweise zur Förderung: Neben der Vermeidung negativer Gründe kann auch das Bedürfnis nach sozialer Anerkennung ein mögliches Motiv darstellen, sich zu kontrollieren. Sorgen Sie dafür, dass es bestimmte Regeln im Alltag gibt, an die sich *alle gemeinsam* halten und die Selbstkontrolle erfordern. Wenn Kinder sehen, dass Gleichaltrige oder etwas ältere Kinder soziale Regeln einhalten (z. B. bei Tisch warten, bis alle sitzen, bevor gegessen wird), spornt sie das am ehesten an, es ihnen gleichzutun und ihre eigenen Impulse (z. B. sofort losfuttern) zu hemmen. Auch ein Lob bei gelungener Selbstkontrolle kann nicht schaden!

94 Impulse eigenständig kontrollieren

Kind kann ein eigenes Bedürfnis oder Gefühl von sich aus hemmen (z. B. nicht sofort schreien, wenn es sich weh getan hat; nicht hauen, wenn es sich geärgert hat; nicht essen, solange noch nicht alle am Tisch sitzen).

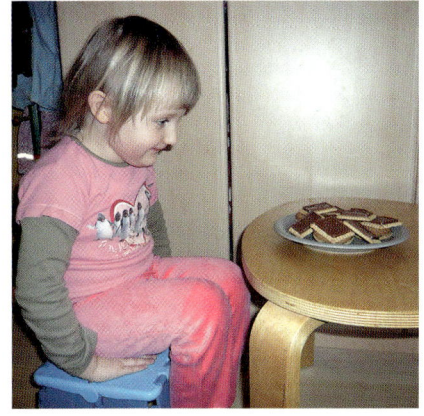

Selbstregulation

heutiges Datum: _____ 1. Beobachtung am _____

gekonnt? (– /✓) _____ 2. Beobachtung am _____

Notizen

95 Nachts durchschlafen

Eine sehr wichtige Aufgabe der ersten Lebensmonate besteht darin, einen stabilen körperlichen Rhythmus zu finden. Neugeborene haben ein ganz anderes Schlafverhalten als Kleinkinder. Je jünger ein Kind ist, desto kürzer und häufiger schläft es. Man kann darüber sehr verschieden denken: Viele Eltern finden sich damit ab, über Monate hinweg nachts selbst nicht durchschlafen zu können, um immer für ihr Kind da zu sein. Andere Eltern setzen viel daran, dass ihr Kind früh lernt, nachts durchzuschlafen. Alle Eltern müssen dabei abwägen, wie viel sie sich und dem Kind abverlangen können. Auf diese Frage gibt es keine pauschale Antwort, weil jedes Kind anders ist und weil auch nicht jeder betreuende Erwachsene die gleichen Möglichkeiten hat, mit Schlafdefiziten umzugehen. Man sollte sich aber in jedem Fall klarmachen, dass es günstige und ungünstige Rahmenbedingungen für die Entwicklung eines stabilen Schlafrhythmus gibt.

Hinweise zur Förderung: Positiv wirkt es sich aus, wenn Sie das Kind immer zu bestimmten Zeiten schlafen legen und diesen Vorgang in ein Ritual (z. B. mit Spieluhr) einbetten. Hilfreich ist auch, wenn das Kind in den Stunden davor nicht geschlafen hat und den Tag über aktiv war. Unmittelbar vor dem Zubettgehen sollten Sie wildes Herumtollen vermeiden. Eine sättigende Mahlzeit scheint eher geeignet, weil nur ein sattes Kind gut schläft. Wird das Kind nachts wach und weint, warten Sie ruhig ein bis zwei Minuten ab, ob es sich von selbst wieder beruhigt. Müssen Sie doch zu ihm, lassen Sie am besten das Licht aus und führen Sie keine nächtlichen Spielphasen ein. Je weniger nachts passiert, desto eher lernt das Kind, dass die Nacht zum Schlafen da ist.

95 Nachts durchschlafen

Kind schläft mindestens sechs Stunden hintereinander durch.

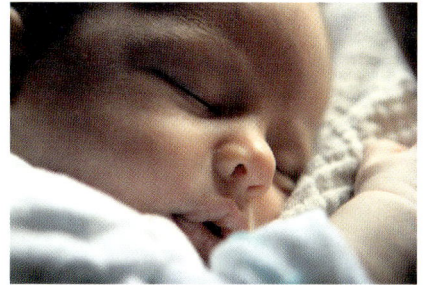

heutiges Datum: _____   1. Beobachtung am _____

gekonnt? (– /✓) _____   2. Beobachtung am _____

Notizen

96 Nur ein Zwischenschlaf pro Tag

Es ist normalerweise nicht schwer zu erkennen, wann ein Säugling oder Kleinkind müde ist. Das Kind reibt sich die Augen, wird quengelig und kann sich nicht mehr richtig auf seine Umwelt einlassen. Manche Kinder drehen auf, andere ziehen sich eher zurück. In jedem Fall braucht ein Kind in diesem Zustand Ruhe. Nicht immer bedeutet dies aber, dass es Schlafen will/muss. Auch wir Großen haben im Verlauf des Tages Tiefpunkte und brauchen Ruhephasen, ohne gleich ins Bett gehen zu müssen. Während Neugeborene häufige kurze Schlafphasen über den Tag verteilt benötigen, geht die gesunde Entwicklung etwas älterer Säuglinge und Kleinkinder dahin, den Tagesschlaf auf weniger (und dafür längere Schlafphasen) zu konzentrieren. Normalerweise reguliert sich diese Entwicklung von alleine, so dass die meisten Kinder bis zum Eintritt in das Kindergartenalter mit einem längeren Mittagsschlaf gut auskommen. Manche schlafen dabei mehr, andere weniger. Wer tagsüber zu viel schläft, ist unter Umständen nachtaktiv. Wer zu wenig schläft, wird leichter quengelig. Jedes Kind hat seine eigene optimale Schlafdosis.

Hinweise zur Förderung: Nach Möglichkeit sollten Sie Müdigkeitssignale des Kindes ernst nehmen und dafür sorgen, dass sich das Kind ausruhen kann. Oft mag es genügen, wenn es ein wenig auf dem Schoß kuschelt oder Sie es von einem lauten Umfeld mit vielen Anregungen entfernen. Ist das Schlafbedürfnis groß, wird das Kind einfach einschlummern. Wenn nicht, wird es sich nach einer kurzen Auszeit regenerieren. Helfen Sie dem Kind dabei, seinen Schlaf auf bestimmte Tageszeiten zu konzentrieren, indem Sie ihm erst Aktivität und später Bettruhe anbieten. Der Mittagsschlaf sollte nicht zu spät stattfinden, weil es sonst abends schwer wird einzuschlafen. Wenn ein Kind keinen Mittagsschlaf machen will, sollte es sich zumindest ausruhen.

96 Nur ein Zwischenschlaf pro Tag

Kind kommt mit einer Schlafpause pro Tag aus.

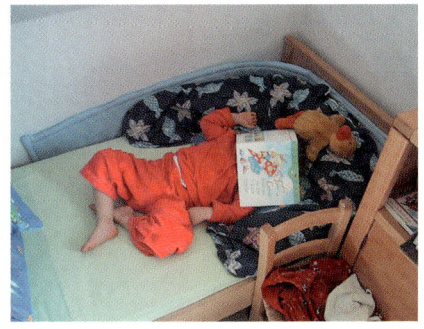

Selbstregulation

heutiges Datum: _____   1. Beobachtung am _____

gekonnt? (– /✓) _____   2. Beobachtung am _____

Notizen

97 Auf das Töpfchen oder die Toilette gehen wollen

Irgendwann in der frühen Kindheit fangen Kinder an zu spüren, wenn sie das Bedürfnis haben, Blase oder Darm zu entleeren. Sind sie Windelträger, dann haben sie aber oft noch keine Lust, einen Erwachsenen aufzusuchen, mit ihm zur Toilette zu gehen, sich auszuziehen und ihr Geschäft zu erledigen. Stattdessen bleiben sie lieber in ihr Spiel vertieft und machen das andere „nebenbei". Es ist eine große Leistung, die eigene Aktivität rechtzeitig zu unterbrechen, ein starkes Körperbedürfnis aufzuschieben und in dieser Zeit Hilfe zu organisieren, um dann unter kontrollierten Bedingungen (mit heruntergezogener Hose auf dem Topf oder dem Klo) endlich loszulassen. Sie können das erste Beobachtungsdatum notieren, wenn das Kind entweder von sich aus rechtzeitig kommuniziert hat, dass es auf die Toilette muss, oder wenn es bereitwillig einem Erwachsenen gefolgt ist, der ihm den Gang zur Toilette (zum Topf) angeboten hat.

Hinweise zur Förderung: Fragen Sie das Kind hin und wieder, ob es aufs Klo oder auf das Töpfchen muss (vor allem, wenn es körperliche Anzeichen entsprechender Art zeigt oder einige Zeit nach einer größeren Mahlzeit). Helfen Sie ihm, sich allmählich aus dem aktuellen Spiel zu lösen, und sorgen Sie dafür, dass der Gang zum Topf oder zur Toilette nicht unter Zwang erfolgt, sondern freiwillig. Machen Sie die gemeinsame Zeit am „stillen Örtchen" zu einer angenehmen Erfahrung für das Kind! Die Anschaffung von Verkleinerungssitzen ist sinnvoll, um dem Kind die Angst zu nehmen, ins Klo zu fallen, wenn es alleine auf dem „Thron" sitzen möchte. Sich hinter das Kind zu setzen, ist eine andere gute Alternative, die gerade kleinen Kindern besonders gut gefällt.

97 Auf das Töpfchen oder die Toilette gehen wollen

Kind signalisiert, dass es aufs Klo muss, bevor die Hose voll ist, oder es folgt bereitwillig einem Erwachsenen, der einen Gang zur Toilette/zum Topf anbietet.

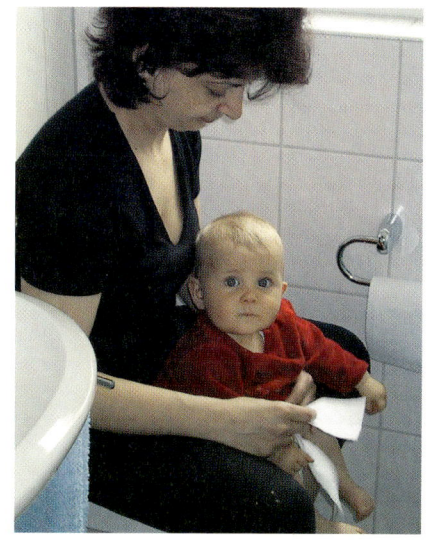

heutiges Datum: _____   1. Beobachtung am _____

gekonnt? (– /✓) _____   2. Beobachtung am _____

Notizen

Selbstregulation

98 Tagesverlauf ohne in die Hose/Windel zu machen

Ist das Kind so weit, mehrere Tage ohne Windeln auszukommen, zeugt das von bereits weit entwickelten Fähigkeiten zur Regulation der eigenen Ausscheidungen. Meist funktioniert die zuverlässige Kontrolle der Ausscheidungen etwas früher für den Darm als für die Blase, was unter anderem damit zusammenhängt, dass der Drang, ein großes Geschäft zu machen, im Tagesverlauf seltener auftritt und auch wieder nachlässt, wenn man ihn eine gewisse Zeit unterdrückt hat, während dies beim Drang, „Pipi" zu machen, nicht der Fall ist. Auch Kindern, die eigentlich schon trocken sind, passiert es deshalb immer mal wieder, dass sie in die Hose machen, weil sie es nicht rechtzeitig zum Klo geschafft haben. Dies gilt besonders, wenn sie in ein Spiel vertieft, müde oder angeschlagen sind.

Hinweise zur Förderung: Kinder, die schon einmal gezeigt haben, dass sie fähig sind, ihre Ausscheidungen zu kontrollieren, sollten nicht mehr permanent Windeln tragen. Sie werden mit höherer Wahrscheinlichkeit versuchen, die Toilette zu erreichen, wenn es für sie unangenehm ist, in die Hose zu machen. Windeln sind so warm und gemütlich – gerade wenn sie voll sind! In den Anfängen der windelfreien Zeit wird es sicher des Öfteren vorkommen, dass sich das Kind überschätzt und denkt, es könne noch warten. Bleiben Sie dann nach Möglichkeit entspannt! Der Gang zur Toilette darf nicht zum Kampf werden. Sonst kann es passieren, dass das Kind seine Fähigkeit zur Selbstregulation nutzt, um sich gegen zu viel Druck zu wehren, und mit Absicht in die Hose macht. Lob für einen trockenen Tag hilft mehr als Schimpfen, wenn etwas schiefgeht.

98 Tagesverlauf ohne in die Hose/Windel zu machen

Kind bleibt einen ganzen Tag trocken. Es macht nicht in die Hose. Notieren Sie das zweite Datum erst, wenn das Kind drei Tage hintereinander trocken geblieben ist.

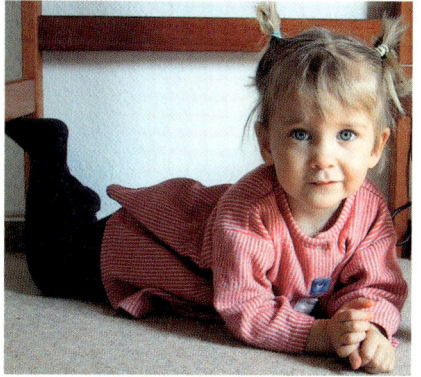

Selbstregulation

heutiges Datum: _____ 1. Beobachtung am _____

gekonnt? (– / ✓) _____ 2. Beobachtung am _____

Notizen

Gefühle

Gefühle begleiten unser Leben von Anfang an. Schon Babys versuchen, angenehme Zustände zu erreichen und unangenehme Zustände zu vermeiden. Was als angenehm oder als unangenehm empfunden wird, ist einerseits biologisch vorprogrammiert (z. B. Körperkontakt und Zuwendung; Schmerz oder Hunger), kann sich aber auch deutlich zwischen Personen und Situationen unterscheiden. Vieles von dem, was wir Persönlichkeit nennen, hat damit zu tun, wie wir fühlen und mit unseren Gefühlen umgehen. Das hängt von vielen Dingen gleichzeitig ab: von unserem angeborenen Temperament, von der Wahrnehmungs- und Denkentwicklung, von sprachlichen Fähigkeiten und von unserer Erziehung und Kultur.

Leider können wir nie ganz genau wissen, wie ein anderer Mensch sich fühlt. Zwar hält unsere Sprache eine Vielzahl von Worten bereit, um Gefühlszustände zu beschreiben, und die meisten Erwachsenen interpretieren ganz unbewusst die Körpersprache anderer Menschen richtig, um auf ihre tatsächlichen Gefühle zu schließen, aber letztlich kann man nicht davon ausgehen, dass zwei Menschen, die zum Beispiel beide sagen, dass sie Angst haben, tatsächlich auch das Gleiche fühlen. Vielleicht benutzen sie einfach nur denselben sprachlichen Ausdruck für zwei ganz verschiedene Empfindungen? Oder sie sind nicht ehrlich und berichten von anderen Gefühlen, als sie tatsächlich empfinden?

Das meiste, was wir heute über die emotionale Entwicklung von Säuglingen und Kleinkindern wissen, gründet sich nicht auf ihre mündlichen Auskünfte, sondern auf körperliche Messungen (z. B. Stresshormone, Herzschlagrate) sowie eine Analyse von Mimik und Gestik (Gesichtsausdruck, Körperhaltung). Weil kleine Kinder ihre Gefühle vor allem durch Körpersprache zum Ausdruck bringen und nur sehr begrenzt über Möglichkeiten verfügen, Emotionen zu verheimlichen oder vorzutäuschen, liefert das sichtbare Verhalten vermutlich recht zuverlässige Informationen über ihre tatsächlichen inneren Gefühlszustände. Der Ausdruck von Gefühlen hat dabei eine Doppelfunktion: Nach außen gibt das Kind Signale, die andere Menschen dazu veranlassen sollen, sich für ihre Ziele einzusetzen, und nach innen hilft der Gefühlsausdruck dem Kind, seinen Zustand zu deuten.

Allgemeine Trends der Gefühlsentwicklung

Schon bei Neugeborenen kann man verlässlich fünf Emotionen beobachten: (1) Interesse/Neugier, (2) endogenes Wohlbehagen, (3) endogenes Unbehagen (*distress*), (4) Erschrecken und (5) Ekel. Gefühle wie Freude, Traurigkeit, Überraschung und Furcht entstehen erst im Laufe des ersten Lebensjahres.

Mit Fortschreiten der Entwicklung von Wahrnehmung und Denken lassen sich emotionale Reaktionen differenzierter beobachten. Bei Erwachsenen unterscheidet man dabei zwischen sogenannten *Basisemotionen* und *komplexen Emotionen*. Zu den Basisemotionen gehören Neugier, Überraschung, Freude, Angst, Traurigkeit, Ärger und Ekel, die man in fast jeder Kultur finden kann. Komplexere Gefühle wie etwa Stolz oder Verlegenheit setzen voraus, dass das Kind schon über sich nachdenken kann. Außerdem sind sie abhängig von sozialen Bewertungen, die dem Kind erst durch Erziehung vermittelt werden. Es verwundert daher kaum, dass solche Empfindungen später auftauchen. Erst wenn das Kind Gefühle aus eigener Anschauung kennt und weiß, woran es sie bei sich und anderen erkennen kann, ist es auch in der Lage, darüber zu sprechen. Mit zunehmendem Bewusstsein über die Ursache und Bedeutung von Gefühlen – nicht nur bei sich, sondern auch bei anderen – wächst im Kind die Fähigkeit zu echtem Mitgefühl und zu Schuldgefühlen. Diese Gefühle sind überaus wichtig, um in einer sozialen Gemeinschaft gut klarzukommen.

Mit den Jahren werden die Emotionen, die ein Mensch erlebt, immer differenzierter: In Abhängigkeit von der Stärke eines bestimmten Gefühls unterscheiden wir etwa zwischen Ärger, Wut und Zorn oder zwischen Angst, Furcht und Panik. Außerdem entstehen neue Gefühle, die nur in ganz bestimmten Situationen zu beobachten sind. Die Gefühlsentwicklung ist nie abgeschlossen. Auch als Erwachsene können wir von neuen Empfindungen überrascht werden. Aber die Grundlage für diesen Gefühlsreichtum wird in der frühen Kindheit gelegt.

Beziehung zwischen Gefühlen und anderen Lebensbereichen

Weil die Entstehung von Emotionen viel mit der Bewertung einer Situation zu tun hat, spielen Wahrnehmung und Denken für die Gefühlsentwicklung eine ganz entscheidende Rolle: Emotionen wie Angst oder Furcht haben auch etwas mit der geistigen Einschätzung einer Situation zu tun. Nur ein Kind, das einschätzen kann, was gefährlich sein könnte und was nicht, wird angemessen mit Angst oder Furcht auf Situationen reagieren können. Umgekehrt wird die Grundstimmung eines Kindes sein Denken und seine Wahrnehmung beeinflussen. Wer allgemein eher ängstlich ist, wird sich nur begrenzt mit seiner Umwelt auseinandersetzen, während weitgehend angstfreie „Draufgänger" mehr erleben.

Großen Einfluss auf die Emotionsentwicklung hat auch die Sprache: Damit ein Kind mit anderen über Gefühle kommunizieren kann, braucht es Worte, die Emotionen beschreiben. Wer über negative Gefühle wie Ärger oder Traurigkeit sprechen kann, wird eher soziale Unterstützung finden und damit eine Steigerung der negativen Grundstimmung verhindern als jemand, dem die Worte fehlen, um auszudrücken, was in ihm vorgeht. Gleichzeitig helfen die Deutung und Benennung von Gefühlszuständen durch Erwachsene Kindern, über ihre Emotion nachzudenken und sich ihrer bewusst zu werden.

Viele Gefühle entstehen in sozialen Beziehungen und werden in solchen Beziehungen reguliert. Denken Sie etwa an Eifersucht. Ohne andere Menschen ist dieses Gefühl gar nicht möglich. Es liegt daher auf der Hand, dass die soziale Entwicklung sehr enge Bezüge zur Emotionsentwicklung aufweist. Aber auch Selbstregulation und Selbsterkennen sind von Bedeutung. Erst wenn das Kind in der Lage ist, sich selbst bestimmte Empfindungen zuzuordnen, kann es über diese Gefühle nachdenken und es wird ihm eher gelingen, mit Emotionen klarzukommen, ohne andere einschalten zu müssen. Umgekehrt werden Kinder mit guten Fähigkeiten zur Selbstregulation von ihren Bezugspersonen häufig als angenehmer und weniger anstrengend erlebt, was letztlich dazu führt, dass die Bezugspersonen positiver auf sie reagieren und damit das Erleben angenehmer Gefühle wahrscheinlicher machen. Alles in allem können wir also davon ausgehen, dass die emotionale Entwicklung aufs Engste mit allen anderen Entwicklungsbereichen verknüpft ist. Umso wichtiger ist es zu verstehen, wie sich die Gefühlswelt von Kleinkindern entwickelt.

Was Sie beim Umgang mit den folgenden Meilensteinen beachten sollten

Wie bereits erläutert, kann man die Gefühle anderer Menschen aus ihren Körper- und Verhaltensreaktionen schließen. Bei kleinen Kindern spiegeln vor allem das Gesicht und die Körperhaltung, aber auch die Stimme wider, was in ihnen vorgeht. Oft braucht man zusätzliches Wissen über den Auslöser einer Emotion oder über Begleitumstände, um die Gefühle eines Kindes richtig deuten zu können. Die genaue Beobachtung von emotionalen Reaktionen zu schulen, lohnt sich in jedem Fall, denn nur wenn Sie zuverlässig erkennen, was mit einem Kind los ist, können Sie auch angemessen reagieren. Gerade zu Beginn des Lebens haben Sie über ihre Reaktionen auf die Gefühlsäußerungen des Kindes prägende Wirkung auf deren weitere Entwicklung des Emotionsausdrucks. Um Ihnen die Identifikation von Gefühlen zu erleichtern, werden auf den nachfolgenden Seiten Beispielsituationen beschrieben, in denen das betreffende Gefühl typischerweise auftritt. Selbstverständlich kann es aber auch bei ganz anderen Gelegenheiten zum Ausdruck entsprechender Emotionen kommen. Bitte verstehen Sie die Ausführungen deshalb nur als Beispiele! Beschreiben Sie genau, bei welchem Anlass das Gefühl zu beobachten war und an welchen Verhaltensweisen Sie es erkannt haben. Wenn Sie sich selbst fragen, woran Sie ihre Interpretation festmachen, können Sie besser entscheiden, ob Ihre Annahme plausibel ist.

99 Freude

Schon Neugeborene zeigen im Schlaf das sogenannte *Engelslächeln*, das als typischer Ausdruck von *endogenem* (von innen ausgelöstem) *Wohlbefinden* gilt. Diese Form der Reaktion ist hier nicht gemeint. „Echte" Freude-Reaktionen sind etwas später zu beobachten, wenn das Kind Dinge bewusst wiedererkennt. Dies können die eigenen Füßchen genauso sein wie Spielzeuge oder Personen. Manchmal freut sich das Kind auch einfach, weil eine Erwartung erfüllt wird oder weil es von einem angenehmen Reiz überrascht wird. Der Ausdruck von Freude kann in seiner Intensität sehr stark variieren. Einige Kinder zeigen nur ein schüchternes Lächeln, andere grinsen breit und wieder andere quietschen und jauchzen laut. Freude ist die wohl elementarste Äußerung positiver Gefühle. Wird sie mit anderen geteilt, die ebenfalls freudig reagieren, verstärkt sich das Gefühl und es entsteht ein positives Gemeinschaftserleben. Notieren Sie das erste Beobachtungsdatum, sobald Sie klare Anzeichen von Freude (bewusstes Lächeln, freudiges Quietschen oder Ähnliches) beobachten!

Hinweise zur Förderung: Weil Freude eine ansteckende Emotion ist und Menschen, die sich leicht und viel freuen können, positiv durchs Leben gehen, besteht die beste „Entwicklungshilfe" für ein Kind darin, sich als Erwachsener einfach anstecken zu lassen, wenn das Kind Sie anstrahlt. Sie verdoppeln dadurch die Freude im geteilten Gefühlsraum. Selbst hin und wieder zu jauchzen oder schallend zu lachen, tut Ihnen und Ihrem Kind gut. Sie können umgekehrt auch versuchen, das Kind mit Freude anzustecken, und werden sehen, dass der Austausch guter Gefühle auch in diese Richtung funktioniert.

99 Freude

Kind lacht, quietscht oder/und bewegt sich aufgeregt vor Vergnügen.

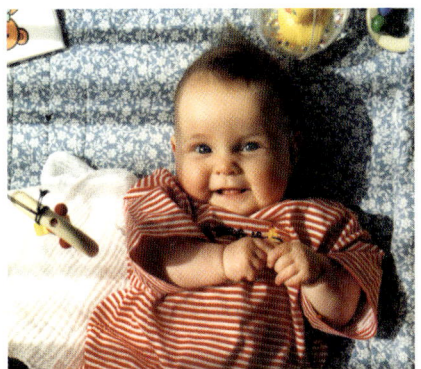

Gefühle

heutiges Datum: _____ 1. Beobachtung am _____

gekonnt? (– /✓) _____ 2. Beobachtung am _____

Notizen

100 Angst

Angst ist früh beobachtbar. Im Bild reagiert das Kind ängstlich, weil sich eine dunkle Kamera seinem Gesicht „bedrohlich" nähert. Oft reagieren Babys zunächst mit weit aufgerissenen Augen und fangen nach einem Moment der Starre an zu weinen. Ein plötzliches Geräusch, ein Blitzlicht oder eine überraschende Bewegung können automatische *Schreckreaktionen* auslösen. *Angstreaktionen* sind etwas anderes: Hier gibt es zunächst eine Phase, in der das Kind die Situation interpretiert und für sich bewertet, ob der Reiz, der ihm begegnet, bedrohlich ist oder nicht. Es reagiert also zeitlich verzögert. Typisch ist ein kurzer Moment des Innehaltens und der genauen Wahrnehmung, bevor die eigentliche Angstreaktion erfolgt. Diese wird oft von körperlicher Abwendung oder Schutzsuche begleitet. Erst wenn alle drei Merkmale (Bewertung der Situation, ängstliche Mimik und Weinen oder Abwenden vom Reiz) zusammentreffen, können Sie das erste Beobachtungsdatum notieren.

Hinweise zur Förderung: Angst soll unser Überleben sichern. Wer vollkommen angstfrei ist, reagiert auf Gefahren nicht angemessen. Wer zu schnell ängstlich reagiert, verpasst wichtige Lerngelegenheiten. Man muss also die richtige Balance finden. Indem Sie ängstlichen Kindern Sicherheit vermitteln und Mut machen, sich der vermeintlichen Gefahr zu stellen, und indem Sie angstfreie Kinder gezielt und deutlich (mit Stimme und Mimik) auf Gefahren aufmerksam machen, helfen Sie, diese Balance zu üben.

100 Angst

Kind reißt Augen ängstlich auf und hält für einen Moment ganz still. Später wendet es sich möglicherweise mit dem Körper von der „Gefahrenquelle" ab und sucht Schutz bei einer Bezugsperson oder hinter einem Gegenstand.

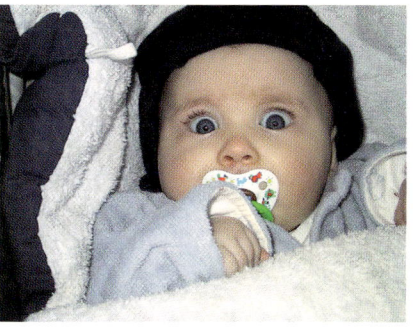

Gefühle

heutiges Datum: _____ 1. Beobachtung am _____

gekonnt? (– / ✓) _____ 2. Beobachtung am _____

Notizen

101 Ärger

Besonders häufig wird Ärger ausgelöst, wenn dem Kind etwas weggenommen oder verweigert wird, was es gerne haben möchte (z. B. ein Spielzeug), oder wenn das Kind nicht machen darf, was es gerade will. Reagiert das Kind in einem solchen Fall nicht mit Weinen und einem unglücklichen Gesichtsausdruck, sondern vielmehr mit heftigen und lauten Protestäußerungen, macht es dabei einen bösen Gesichtsausdruck oder/und zeigt ruckartige, aggressive Bewegungen, die gegen eine konkrete Person oder Sache gerichtet sind, dann handelt es sich um Ärger. Schon früh können Bezugspersonen erkennen, wenn Kinder nicht einfachem Unbehagen Ausdruck geben oder nicht aus Kummer, sondern aus Ärger heraus schreien.

Hinweise zur Förderung: Sozial verträglich mit Frustrationen umzugehen, ist eine wichtige Entwicklungsaufgabe. Am Anfang schaffen viele Kinder es noch nicht, selbstständig aus dem negativen Gefühlszustand wieder herauszukommen. Erwachsene versuchen deshalb oft, den Anlass des unangenehmen Gefühls zu beseitigen. Im Zweifelsfall setzt sich das Kind also einfach durch. Dies ist nicht immer sinnvoll. Denn dann lernt das Kind, dass es sich lohnt, Ärger zu machen. Besser wäre es , alternative Strategien des Umgangs mit Frust zu entwickeln. Wenn ein Kind wütend ist, zeigen Sie ihm zunächst, dass Sie verstanden haben, was los ist. Bleiben Sie ruhig und versuchen Sie, das Kind abzulenken. Oder halten Sie den Frust mit ihm zusammen aus. Erklärungen und Appelle an Einsicht helfen selten, bevor die Sprachfähigkeiten schon gut entwickelt sind und das Kind schon etwas älter ist.

101 Ärger

Kind zeigt eindeutig ärgerlichen (nicht nur unglücklichen) Gesichtsausdruck. Wenn ihm etwas nicht passt, erhebt es seine Stimme laut und abrupt und/oder macht heftige Bewegungen, die gegen eine konkrete Sache/Person gerichtet sind.

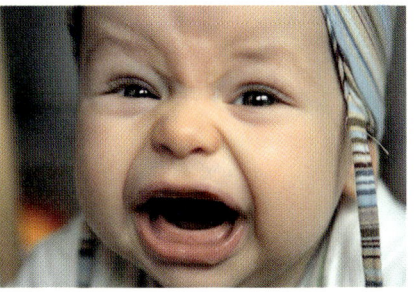

Gefühle

heutiges Datum: _____ 1. Beobachtung am _____

gekonnt? (– /✓) _____ 2. Beobachtung am _____

Notizen

Einfache Gefühle zeigen

102 Traurigkeit

Traurigkeit ist eine Rückzugsreaktion, die entsteht, wenn das Kind denkt, dass es an einer Situation nichts ändern kann. In der frühen Kindheit taucht das Gefühl am ehesten auf, wenn dem Kind etwas fehlt – ein geliebtes Spielzeug, Zuwendung oder eine Bezugsperson, die momentan nicht verfügbar ist. Oft weiß das Kind zunächst selbst nicht, was mit ihm los ist. Es wird still und macht einen niedergeschlagenen Eindruck. Es zieht sich von anderen zurück und hat keine Lust, sich auf seine Umwelt einzulassen. Wenn ein Kind leise vor sich hinweint, wenn es in der Ecke sitzt und mit keinem anderen spielen will, dann ist es traurig. Traurigkeit gehört zum Leben und zeigt, dass das Kind schon weiß, was ihm viel bedeutet und was es vermisst.

Hinweise zur Förderung: Es ist sinnvoll, auf ein trauriges Kind zuzugehen und ihm Trost zu spenden, indem man es streichelt und ihm nahe ist. Nimmt es dieses Angebot an und ist es schon in der Lage, sich sprachlich auszudrücken, kann man es konkret fragen, was los ist. Nützlich kann es zudem sein, mögliche Gründe für die beobachtete Traurigkeit zu nennen. In der Regel wird das Kind den Kopf schütteln, wenn Sie eine falsche Ursache vermuten, während es eher nicht reagiert, wenn Sie ins Schwarze getroffen haben. Antwortet das Kind nicht oder zieht es sich körperlich von Ihnen zurück, so macht es wenig Sinn, weiter zu bohren. In diesem Fall hilft es eher, das Kind für ein Spiel zu interessieren und abzulenken. Manche Kinder brauchen in dieser Situation Körperkontakt, andere eher Ruhe und Abstand. Finden Sie heraus, was „Ihr" Kind braucht!

102 Traurigkeit

Kind reagiert auf den Verlust eines Gegenstands oder die Entfernung einer Bezugsperson mit Zurückgezogenheit, Teilnahmslosigkeit, Spielunlust, leiser Stimme oder/und Weinen.

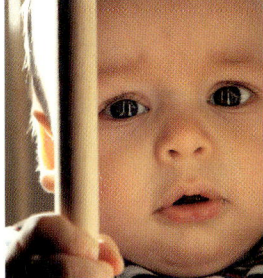
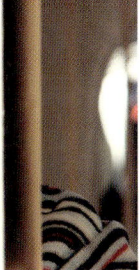

Gefühle

heutiges Datum: _____ 1. Beobachtung am _____

gekonnt? (– /✓) _____ 2. Beobachtung am _____

Notizen

103 Über eigene Körperzustände reden

Obwohl jeder Mensch von Geburt an Gefühle hat, wird sich das Kind dieser Gefühle nur sehr langsam bewusst. Dieses Bewusstsein wird für uns erst sichtbar, wenn das Kind beginnt, auch über Gefühle zu sprechen. Die ersten Äußerungen solcher Art beziehen sich dabei in aller Regel auf elementare Körpergefühle wie Müdigkeit, Hunger, Schmerzen oder Temperaturempfindungen. Möglicherweise sagt das Kind „Aua", wenn es das Wachs einer Kerze berührt, und bringt damit zum Ausdruck, dass es Schmerzen hat. Aussagen wie „Essen!" oder „Heiß!" sind ebenfalls gültige Beispiele für das frühe Reden über Körperzustände. Diese Ausdrücke benennen nicht direkt die eigenen Gefühle, sondern eher das Bedürfnis, etwas Bestimmtes zu tun (z. B. essen, trinken, schlafen), um ein unangenehmes Gefühl zu beseitigen (Hunger, Durst, Müdigkeit). Oft werden auch Eigenschaften von Objekten benannt, die bestimmte Empfindungen auslösen (z. B. kalt, heiß). Erst deutlich später verwendet das Kind aktiv Worte, die sich tatsächlich auf die Gefühle an sich beziehen (z. B. hungrig, durstig, müde, frieren, schwitzen, sich weh tun).

Hinweise zur Förderung: Um über eigene Körperzustände sprechen zu lernen, braucht das Kind Erwachsene, die richtig erfassen, wie es ihm gerade geht, und das, was sie wahrnehmen, auch sprachlich benennen. Sagt das Kind „Essen!", dann sollten Sie fragen: „Bist Du hungrig?" Je häufiger es solche Koppelungen hört, desto größer ist die Wahrscheinlichkeit, dass das Kind entsprechende Anregungen aufgreift und lernt zu sagen, was es fühlt.

103 Über eigene Körperzustände reden

Kind teilt anderen Menschen sprachlich etwas über seine eigenen Körperzustände mit (z. B. Müdigkeit, Hunger, Schmerzen, Temperaturempfindungen).

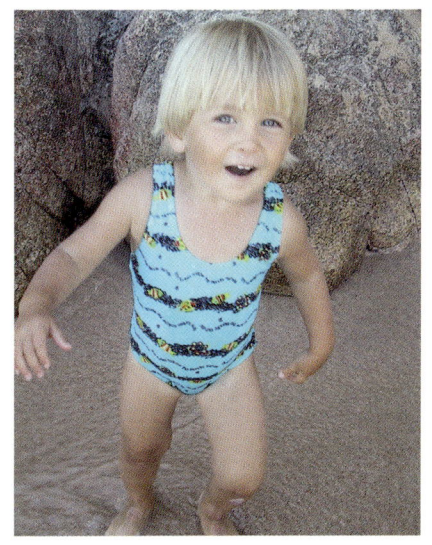

Gefühle

heutiges Datum: _____   1. Beobachtung am _____

gekonnt? (– / ✓) _____   2. Beobachtung am _____

Notizen

104 Über eigene Gefühle reden

Will das Kind über eigene Gefühle sprechen, so muss es zunächst in sich hineinhorchen, um genau zu spüren, was gerade los ist. Während es fühlt, was gerade in ihm passiert, muss es gleichzeitig auf einer zweiten Ebene über dieses Gefühl nachdenken und seine Gedanken in die richtigen Worte fassen. Diese Fähigkeit, auf verschiedenen Ebenen gleichzeitig zu denken, braucht viel Übung! Oft sind die Kinder in dem Moment, in dem sie eine starke Empfindung haben, nicht in der Lage, innerlich Abstand zu nehmen. Selbst Erwachsenen fällt dies oft schwer. Während die Benennung von Körperzuständen wie Hunger oder Müdigkeit noch relativ leicht gelingt, gilt dies nicht für die Benennung von anderen Gefühlen. Oft bezieht sich das Kind auch hier zunächst auf die Verhaltensebene. Es sagt beispielsweise, dass es geweint oder gelacht hat, weggelaufen ist oder ein anderes Kind gehauen hat, wenn es über vergangene Gefühle (hier: Traurigkeit, Freude, Angst, Ärger) berichtet. Ist dabei erkennbar, dass das Kind die Äußerung eindeutig der eigenen Person zuordnet und dass es bei seiner Beschreibung etwas über seinen Gefühlszustand berichten will, können Sie das erste Beobachtungsdatum notieren.

Hinweise zur Förderung: Je häufiger Erwachsene in der Gegenwart des Kindes treffend über die Gefühlszustände von sich oder anderen Menschen sprechen, desto größer ist die Wahrscheinlichkeit, dass das Kind es ihnen gleich tut. Weil Kinder in dem Moment, in dem sie eine starke Empfindung haben, nicht genügend Abstand haben, lohnt es sich zu warten, bis sich das Kind wieder etwas beruhigt hat, bevor man fragt, was gerade los war.

104 Über eigene Gefühle reden

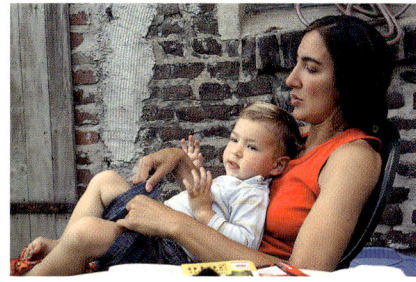

Kind teilt anderen Menschen sprachlich etwas über seine Gefühle mit (z. B. Freude, Ärger, Traurigkeit). Es benutzt Beschreibungen, die sich auf gefühlsbezogenes Verhalten beziehen (z. B. weinen, lachen) oder direkt auf die Gefühle selbst (z. B. böse/traurig sein).

Gefühle

heutiges Datum: _____   1. Beobachtung am _____

gekonnt? (– /✓) _____   2. Beobachtung am _____

Notizen

105 Über Körperzustände und Gefühlsäußerungen anderer reden

Über die eigenen Körperzustände zu sprechen, ist eine große Herausforderung für Kleinkinder. Nicht weniger anspruchsvoll ist es, Gefühle oder Stimmungen bei anderen richtig zu benennen. Dafür muss das Kind zunächst lernen, solche Signale richtig zu deuten. Normalerweise klappt dies umso besser, je mehr das Kind über die Entstehung von Gefühlen weiß. Auch Erwachsene bringen viel Wissen über Umstände ein, wenn sie überlegen, wie es einem anderen Menschen geht. Obwohl viele Kinder schon früh fähig sind, bei ihren Bezugspersonen Gefühle und Stimmungen wahrzunehmen und passend darauf zu reagieren, heißt dies noch lange nicht, dass sie auch schon bewusst darüber nachdenken oder gar sprechen können. Diese Fähigkeiten entwickeln sich erst deutlich später. Weil sich Gefühle und Stimmungen stets auf eine bestimmte Person beziehen, muss das Kind in der Lage sein, Zweiwortsätze zu sprechen oder auf eine andere Person zu zeigen und ein Gefühl zu benennen. Erst dann können Sie das erste Beobachtungsdatum notieren.

Hinweise zur Förderung: Wenn Sie zusammen mit dem Kind eine emotionale Reaktion anderer beobachten, macht es Sinn, dass Sie das Gefühl benennen, sagen, woran es erkennbar ist und was der Grund sein könnte, zum Beispiel „Schau mal, die Anna! Sie sieht ganz traurig aus und weint, weil sie ihre Puppe vermisst" oder „Der Max ist richtig wütend! Hör mal, wie er brüllt. Er will noch nicht ins Bett gehen". Wichtig ist vor allem, dass Sie auch über den Grund für das Gefühl sprechen, damit das Kind lernt, dass Gefühle Ursachen haben und es sich lohnt, nach den Gründen für ihre Entstehung zu fragen.

105 Über Gefühle anderer reden

Kind spricht über die Körperzustände oder Gefühle eines anderen Menschen. Es verwendet Worte, die entsprechende Zustände oder Gefühle beschreiben, und ordnet sie anderen Personen zu (z. B. „Kind hat Aua/ist böse").

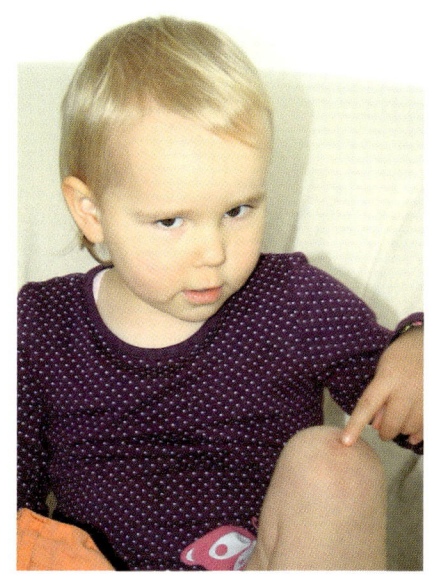

Gefühle

heutiges Datum: _____ 1. Beobachtung am _____

gekonnt? (– / ✓) _____ 2. Beobachtung am _____

Notizen

Komplexe Gefühle zeigen

106 Stolz

Jedes Kind versucht schon früh, Einfluss auf seine Umwelt zu nehmen, und beobachtet genau, was es bewirken kann. Zunächst freut es sich ganz einfach über Dinge, die es tut. Das ist noch kein Stolz. Positive Reaktionen anderer Menschen wirken als soziale Verstärkung. Später macht das Kind bestimmte Dinge extra, um von einem anderen dafür gelobt zu werden. Damit man von Stolz sprechen kann, ist aber mehr erforderlich. Es gehört auch dazu, dass sich das Kind erst einmal angestrengt hat und ein bisschen vom eigenen Erfolg überrascht wird, etwa wenn ihm eine neue Bewegung gelingt oder wenn es ein besonders schönes Bild gemalt hat. Fordert das Kind in dieser Situation ganz bewusst die Aufmerksamkeit eines anderen Menschen ein, um zu zeigen, was es geschafft hat, und geht es davon aus, dass der andere Mensch positiv reagieren wird, dann kann man von Stolz sprechen. Stolz zu sein, ist eine positive Emotion, die das eigene Selbstwertgefühl stärkt. Bei der Beobachtung sollten Sie genau darauf achten, dass es nicht einfach nur darum geht, gelobt zu werden, sondern vor allem darum, dass das Kind sich über seine eigene Leistung freut.

Hinweise zur Förderung: Eigentlich brauchen Sie nicht viel tun, um die Entwicklung von Stolz zu fördern. Freuen Sie sich ganz einfach mit dem Kind über seine Erfolge! Ihr Lob sollte dabei gut dosiert werden und nicht zu überschwänglich ausfallen. Eigenen Stolz wird das Kind vor allem dann empfinden, wenn Sie sich lobend über eine Leistung oder ein Produkt äußern, für das sich das Kind vorher tatsächlich besonders angestrengt hat. Sonst fordert es später für jede Kleinigkeit, die es gut macht, Ihr Lob und Ihre Anerkennung ein.

106 Stolz

Kind zeigt deutliche Freude über eigene Leistungen (z. B. über etwas, das es gemacht hat) oder/und möchte gelobt werden. Andere sollen sehen/hören, was das Kind kann/produziert hat.

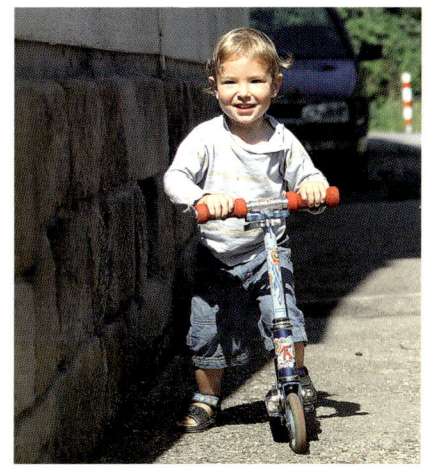

Gefühle

heutiges Datum: _____ 1. Beobachtung am _____

gekonnt? (– /✓) _____ 2. Beobachtung am _____

Notizen

107 Verlegenheit

Verlegenheit ist in gewissem Sinne das Gegenteil von Stolz. Das Kind möchte etwas von sich *nicht* gerne zeigen. Verlegenheit entsteht etwa, wenn das Kind ein Gedicht aufsagen, etwas singen oder ein Bild zeigen soll, sich aber zu sehr geniert. Es versteckt sich oder läuft weg, um der Situation auszuweichen. Zu unterscheiden ist Verlegenheit von *Scham*, einem Gefühl, das sich zeitlich etwas später entwickelt. Das Kind schämt sich für etwas, das zu ihm gehört oder das es gemacht hat. Im Unterschied dazu will das Kind, das Verlegenheit empfindet, Bewertungen durch andere von vornherein vermeiden und verweigert daher, bestimmte Dinge von sich zu zeigen. Sowohl Verlegenheit als auch Scham machen einen wichtigen Fortschritt in der Entwicklung deutlich: Das Kind wird sich seiner sozialen Wirkung zunehmend bewusst und beginnt, über Bewertungen anderer Menschen nachzudenken. Notieren Sie das erste Beobachtungsdatum, wenn das Kind aufgefordert wurde, anderen etwas zu zeigen oder etwas vorzumachen, und versucht, der Situation auszuweichen. Es geht also nicht darum, dass das Kind einfach keine Lust hat zu machen, worum es gerade gebeten wurde, sondern vielmehr darum, dass es ihm peinlich ist, ein bestimmtes Verhalten zu zeigen.

Hinweise zur Förderung: Es macht wenig Sinn, Verlegenheit zu fördern. Häufiger wird es vorkommen, dass Sie einem Kind helfen müssen, seine Verlegenheit zu überwinden. Zwingen Sie das Kind nicht, etwas von sich zu zeigen, was es nicht zeigen möchte. Je gelassener Sie selbst bleiben, desto eher kann das Kind seine Verlegenheit überwinden. Zu viel soziale Aufmerksamkeit ist in Situationen der Verlegenheit nicht hilfreich.

107 Verlegenheit

Kind drückt Verlegenheit aus. Es windet sich oder läuft weg, wenn es etwas zeigen soll, das es gemacht hat oder schon kann.

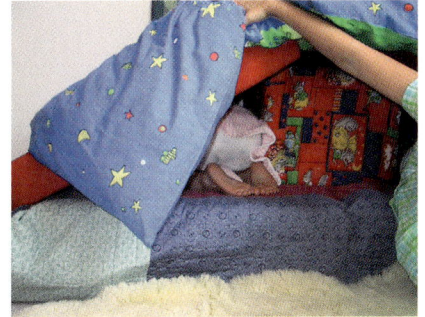

Gefühle

heutiges Datum: _____ 1. Beobachtung am _____

gekonnt? (– /✓) _____ 2. Beobachtung am _____

Notizen

108 Eifersucht

Viele kleine Kinder kommen nur schlecht damit zurecht, dass ein anderes Kind etwas bekommt, was sie selbst auch gerne haben möchten – egal ob es dabei um Essen, Spielsachen oder um Zuwendung und Aufmerksamkeit geht. Ein Kind, das in der Sandkiste die Schaufel seines Spielpartners haben möchte und sie sich einfach grapscht, reagiert aus *Neid*. Wenn das Kind aber vor allem Sorge hat, dass die eine wichtige Bezugsperson (z. B. Mutter, Erzieherin) den Spielpartner bevorzugt, sprechen wir von *Eifersucht*. Das Kind kämpft darum, von der Bezugsperson nicht benachteiligt zu werden. Es verhält sich aggressiv gegenüber dem vermeintlichen Konkurrenten oder versucht mit allen Mitteln, sich die Aufmerksamkeit und Zuwendung der Bezugsperson zu sichern. Notieren Sie das erste Beobachtungsdatum, wenn Sie an einem Tag wiederholt Verhalten beobachten, auf das diese Beschreibung passt.

Hinweise zur Förderung: Eine große Herausforderung besteht darin, richtig mit Neid und Eifersucht umzugehen. Zunächst ist es wichtig den Kleinen klarzumachen, dass Aggression gegen andere Menschen kein geeignetes Mittel ist, um sich einen Vorteil zu verschaffen. Ablenkung hilft manchmal, aber längst nicht immer. Problematisch ist es, wenn Sie dem Kind signalisieren, dass das „Recht des Stärkeren" gilt. Wer sich als kleines Kind auf diese Weise durchsetzen darf, wird es später schwer haben zu lernen, die Rechte anderer zu achten. Leidet ein Kind an starker Eifersucht (z. B. in Geschwisterbeziehungen), achten Sie darauf, dass es in anderen Situationen genügend Zuwendung erhält und positive Erlebnisse mit seinem Konkurrenten teilen kann, damit die Lage nicht eskaliert.

108 Eifersucht

Wenn die Bezugsperson einem „Konkurrenten" etwas gibt (z. B. Keks, Aufmerksamkeit), verhält sich das Kind aggressiv oder versucht, sich in den Vordergrund zu spielen. Es kämpft darum, nicht benachteiligt zu werden.

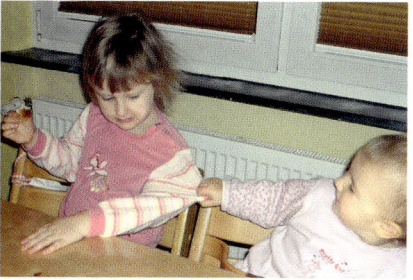

Gefühle

heutiges Datum: _____   1. Beobachtung am _____

gekonnt? (– /✓) _____   2. Beobachtung am _____

Notizen

109 Trotz

Auch wenn sich Trotz mimisch oft ähnlich äußert wie Ärger, gibt es doch wichtige Unterschiede: Beim Ärger geht es dem Kind vor allem darum, sein Ziel zu erreichen. Der Ärger richtet sich gegen das, was der Zielerreichung im Weg steht. Beim Trotz hat das Kind bereits erkannt, dass eine Bezugsperson absichtsvoll auf seine Handlungspläne Einfluss nehmen will. Das Gefühl ist Ausdruck von dem Bedürfnis, sich gegen die Bezugsperson zu behaupten und den eigenen Willen von dem der Bezugsperson abzugrenzen. In dieser Situation lässt sich das Kind selten überzeugen, ablenken oder „bestechen". Entweder die eigenen Bedürfnisse werden immer wiederholt und lautstark geäußert oder das Kind beharrt stumm und stur auf seinem Weg. Hin und wieder eine Trotzreaktion zu zeigen, ist normal und markiert einen wichtigen Meilenstein in der Entwicklung von Individualität. Täglich und dauerhaft in Opposition zu gehen, kann dagegen Ausdruck einer Störung in der Beziehung zu sich und anderen sein und verursacht in aller Regel großen Stress bei allen Beteiligten.

Hinweise zur Förderung: Im Umgang mit Trotz sorgen Sie nach Möglichkeit dafür, dass sich die Fronten nicht unnötig verhärten. Oft hilft es schon festzustellen, dass das Kind etwas anderes möchte als Sie selbst. Begründen Sie Ihr Anliegen und lassen Sie sich durch mögliches Geschrei nicht aus dem Konzept bringen. Dies ist einfacher, wenn das Kind etwas von Ihnen will, als wenn Sie etwas von dem Kind wollen. Im zweiten Fall sagen Sie deutlich, was passiert, wenn das Kind Ihrer Bitte nicht Folge leistet, und achten Sie darauf, dass Sie nur Drohungen formulieren, die Sie im Zweifelsfall auch wahr machen werden.

109 Trotz

Kind erkennt, dass Bezugsperson es dazu bringen will, etwas Bestimmtes zu tun oder zu lassen. Es reagiert mit heftigem Widerstand und beharrt auf der Durchsetzung seiner eigenen Ziele. Im Vordergrund steht der Machtkampf darum, wer sich durchsetzt.

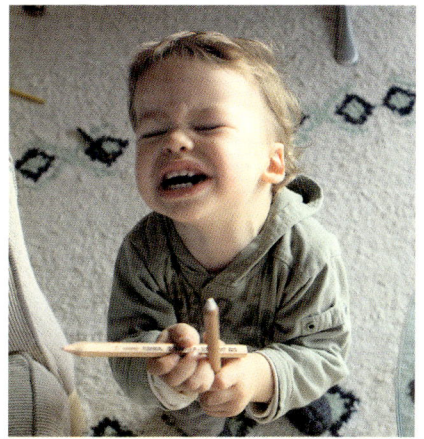

Gefühle

heutiges Datum: _____   1. Beobachtung am _____

gekonnt? (– /✓) _____   2. Beobachtung am _____

Notizen

110 Mitgefühl

Bereits Neugeborene schreien häufig mit, wenn sie andere Babys weinen hören. Dies ist noch kein Mitgefühl im eigentlichen Sinne. Für echtes Mitgefühl ist es erforderlich, dass das Kind über die Gefühle seines Gegenübers nachdenkt. Im Verhalten zeigt sich echtes Mitgefühl auf verschiedene Weise, beispielsweise daran, dass sich das Kind bemüht, den anderen zu trösten oder zu beruhigen, wenn dieser sich weh getan hat, gerade unglücklich oder aufgeregt ist (z. B. durch Streicheln, Bringen eines Kuscheltieres, Starten von Ablenkungsversuchen). Auch wenn das Kind von sich aus Rücksicht nimmt (z. B. auf andere schlafende Kinder), weist dies auf die Fähigkeit hin, Mitgefühl zu zeigen. Notieren Sie bei einer solchen Gelegenheit das erste Beobachtungsdatum!

Hinweise zur Förderung: Mitgefühl ist wichtig für den Aufbau guter sozialer Beziehungen. Viele Kinder müssen sich erst darin üben, entsprechend zu reagieren. Sie können dabei helfen, indem Sie über die Gefühle anderer sprechen. Stellen Sie dem Kind Fragen dazu, wie es dem anderen wohl geht, und sprechen Sie auch ehrlich über Ihre eigenen Gefühle. Achten Sie beim Benennen von Gefühlen darauf, dass Sie zunächst einfache Beschreibungen wählen (z. B. traurig, froh, ärgerlich, ängstlich), damit das Kind Sie gut verstehen kann. Überlegen Sie mit dem Kind zusammen, was man tun kann, damit es dem anderen wieder besser geht. Am besten unterstützen Sie diese Haltung, indem Sie selbst ein gutes Vorbild sind und empathisch mit anderen umgehen.

110 Mitgefühl

Kind zeigt durch sein Verhalten, dass es die Gefühle anderer versteht und ihnen helfen möchte. Es reagiert empathisch auf einen Menschen (z. B. indem es ein anderes Kind tröstet oder verteidigt).

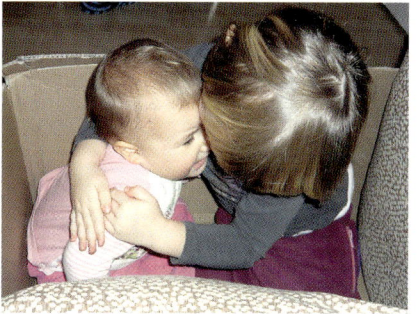

Gefühle

heutiges Datum: _____   1. Beobachtung am _____

gekonnt? (– /✓) _____   2. Beobachtung am _____

Notizen

111 Schuldgefühle

Bereuen hat etwas damit zu tun, dass man die Verantwortung für das eigene Handeln übernimmt. Diese Form von Verantwortungsübernahme zeigt sich typischerweise erst vergleichsweise spät, weil das Kind dafür zunächst mit den sozialen Normen einer Gemeinschaft vertraut werden, über sein Verhalten nachdenken und die Bewertungen anderer Menschen richtig einordnen können muss. Sind diese Voraussetzungen gegeben, wird das Kind zunächst damit beginnen, sich für falsches Verhalten zu schämen. Es protestiert nicht länger, wenn es zu Recht ausgeschimpft wird, sondern es wird traurig und still. Ein Kind, das echte Schuld empfindet, ist motiviert, den Schaden zu beheben, während ein Kind, dem zwar klar ist, dass es etwas gemacht hat, was andere nicht gutheißen, das aber kein wirkliches Bedauern empfindet, lediglich wartet, bis die Schimpferei vorbei ist und dann zur Tagesordnung übergeht. Deshalb erkennt man die Existenz von echten Schuldgefühlen gut daran, dass das Kind aufrichtig darum bemüht ist, alles wiedergutzumachen.

Hinweise zur Förderung: Die Entwicklung von Schuldgefühlen ist wichtig für die Ausbildung von Gewissen und Moral. Das Kind muss fühlen lernen, dass sein Fehlverhalten andere Menschen enttäuschen oder Schaden anrichten kann. Um dies zu erreichen, sollten Sie das Kind auf die Konsequenzen seines Verhaltens (vor allem für die Gefühle anderer) aufmerksam machen und ihm Wege aufzeigen, wie es seine Schuld wiedergutmachen kann. Diese Wiedergutmachung sollte ebenfalls die Gefühlsebene einschließen. Jemanden zu trösten, um Verzeihung zu bitten oder lieb mit ihm zu sein, zeigt, dass man wirklich bereut.

111 Schuldgefühle

Kind zeigt aufrichtiges Bedauern darüber, dass es etwas Falsches getan hat. Es versucht wenig später, einen Schaden wiedergutzumachen/sein Opfer zu trösten/sich ohne Aufforderung ehrlich zu entschuldigen.

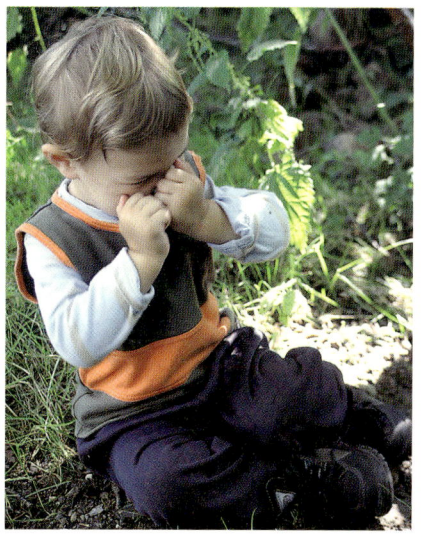

Gefühle

heutiges Datum: _____ 1. Beobachtung am _____

gekonnt? (– /✓) _____ 2. Beobachtung am _____

Notizen

Schlusswort

Herzlichen Glückwunsch! Sie haben sich nun intensiv mit der Entwicklung von Babys und Kleinkindern in verschiedenen Lebensbereichen auseinandergesetzt und vielleicht auch zwischen den Zeilen lesen können, worauf es ankommt: Ein objektiver, aber liebevoller Blick auf Veränderungen beim Kind, kombiniert mit dem Wunsch, das Kind in seinen eigenen Entwicklungsbemühungen zu unterstützen, sind wichtige Schlüssel zu einer geglückten Begleitung. Und diese Fähigkeiten kann sich jeder aneignen, der bereit ist, genau hinzuschauen und etwas über Entwicklung zu lernen.

Bei der Frühförderung ist es von größter Wichtigkeit, Kinder weder zu über- noch zu unterfordern. Dies kann nur gelingen, wenn man sich einen realistischen Eindruck davon macht, welche Fähigkeiten das Kind schon hat, welche Kompetenzen es gerade erwirbt und was ihm noch schwerfällt oder noch nicht möglich ist. Und diesen Eindruck gewinnt man nicht durch den Vergleich mit Normtabellen, sondern vielmehr durch eine genaue Analyse des Verhaltens, welches das Kind schon zeigt. Wenn Sie dieses Buch gelesen haben, sind Sie in der Lage, wichtige Aspekte des Verhaltens in ganz verschiedenen Lebensbereichen über die ersten drei Lebensjahre hinweg (und vielleicht auch etwas darüber hinaus) zu verfolgen.

Falls Sie Gelegenheit hatten, die Inhalte des Buches auf die Praxis anzuwenden, indem Sie die Entwicklung eines bestimmten Kindes oder vielleicht sogar die Entwicklung verschiedener Kinder dokumentiert haben, dann wird Ihnen sicher nicht entgangen sein, dass es noch viel mehr Meilensteine gibt als die, die ich in diesem Buch für Sie zusammengestellt habe. Wie bereits in der Einleitung erwähnt, handelt es sich lediglich um eine Basissammlung, die Sie aber gerne noch mit eigenen Beobachtungen ergänzen können!

Sollten Sie die Notizkästen zu den einzelnen Meilensteinen oder die Kurzskala am Ende des Buches vollständig ausfüllen, möchte ich Ihnen nochmals die Möglichkeit ans Herz legen, sich unter *www.mondey.de* einen eigenen Account anzulegen und Ihre Daten hier einzutragen. Damit erhalten Sie nicht nur die Möglichkeit, für das beobachtete Kind eine persönliche Entwicklungsgeschichte oder ein Entwicklungsprofil erstellen zu lassen, sondern Sie helfen auch der Wissenschaft, unsere Kenntnisse über die normale Entwicklung zu erweitern. Auf unserer Internetseite informieren wir Sie über neue Entwicklungen, Vorträge und Veröffentlichungen im Rahmen des MONDEY-Projekts. Falls Sie nicht über einen Computerzugang verfügen, können Sie uns auch gerne eine Kopie der ausgefüllten Kurzskala zusenden und auf diese Weise mit dazu beitragen, dass wir Daten von möglichst vielen Kindern sammeln und in unsere Datenbank aufnehmen können. Bitte schicken Sie Ihre Unterlagen an das MONDEY-Team, Psychologisches Institut der Universität Heidelberg, Hauptstraße 47–51, 60117 Heidelberg!

Wie das Buch deutlich macht, hat Entwicklung viele Facetten, und die Veränderungen in den verschiedenen Lebensbereichen hängen eng miteinander zusammen. Leider war es bislang nur in Ansätzen möglich, diese Zusammenhänge gezielt zu untersuchen, weil man dafür sehr viele Daten von sehr vielen Kindern – nach Möglichkeit aus verschiedenen Ländern – braucht. Durch Ihre Teilnahme an unserer MONDEY-Studie unterstützen Sie unsere Bemühungen, diese Forschungslücke zu schließen.

Das Buch und die MONDEY-Materialien werden derzeit in verschiedene Sprachen übersetzt. So wird es möglich sein, schon bald eine internationale Stichprobe aufzubauen und mehr darüber zu erfahren, wie sich Entwicklungswege in verschiedenen Kulturen unterscheiden. Außerdem arbeiten wir am Aufbau einer Normtabelle, die erst dann wichtig wird, wenn Anlass zur Sorge besteht, dass ein beobachtetes Kind Entwicklungsauffälligkeiten zeigt. Durch den Vergleich mit einer Normstichprobe lässt sich feststellen, ob diese Sorge wirklich berechtigt ist. Falls dies zutrifft, kann man dem Kind früh eine gezielte Förderung zukommen lassen und damit die Chancen vergrößern, dass Entwicklungsdefizite aufgeholt werden.

Je mehr Menschen ihre Daten für dieses Projekt zur Verfügung stellen, desto eher erreichen wir diese Ziele und können gemeinsam dafür sorgen, dass möglichst viele Babys und Kleinkinder frühzeitig eine gute Förderung erhalten. Es wäre toll, wenn Sie daran mitwirken könnten! Der erste Schritt ist bereits gemacht, wenn Sie das Buch gelesen haben.

Wie auch immer Sie sich entscheiden mögen: Ich möchte Ihnen an dieser Stelle von Herzen für Ihr Engagement bei der Lektüre und Ihre Gedanken zur frühen Kindheit danken!

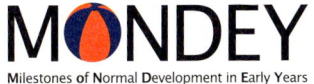

Die MONDEY-Kurzskala

Hinweise zur Nutzung

Die MONDEY-Kurzskala ist als Ergänzung zum Buch gedacht und soll die Entwicklungsdokumentation erleichtern. Sie enthält die gleichen 111 Meilensteine wie das Entwicklungstagebuch. Anders als dort sind die Meilensteine in der Kurzskala tabellarisch dargestellt. So ergeben sich eine übersichtliche Gliederung und eine bessere Überschaubarkeit.

Im Alltag können Sie ganz einfach die Liste für jeden Bereich durchgehen und bei der Bestandsaufnahme überprüfen, welche Meilensteine schon „gekonnt" werden und welche noch nicht. Bei der anschließenden kontinuierlichen Entwicklungsdokumentation können Sie auch das Datum notieren, an dem Sie eine neue Verhaltensweise beim Kind beobachtet haben. Genaue Hinweise zum Ausfüllen finden Sie auf den nachfolgenden Seiten.

Wann immer Sie nicht mehr ganz sicher sind, was mit einem Meilenstein genau gemeint ist, können Sie jederzeit im Buch nachschauen. Wir empfehlen dringend, die Dokumentation erst zu starten, nachdem Sie alle Meilenstein-Beschreibungen zumindest einmal gelesen haben!

Sollten Sie mit Hilfe von MONDEY mehr als ein Kind beobachten und seine Entwicklung dokumentieren wollen, können Sie die

Vorlage der Kurzskala zunächst kopieren oder weitere Versionen der Kurzskala von der Internetseite *www.mondey.de* herunterladen. Den entsprechenden Link finden Sie gleich auf der Startseite (unter Downloads).

Sie können sich auch gerne einen eigenen Account einrichten und ihre Beobachtungsdaten übertragen, um sie anonym und automatisiert auswerten zu lassen. Die Übertragung der Daten ist dabei wesentlich einfacher, wenn Sie die Dokumentation zunächst mithilfe der Kurzskala abgeschlossen haben oder sich direkt für eine Interaktiv-Dokumentation entscheiden. Auf der Website finden Sie ausführlichere Erläuterungen und Beispiele zum Umgang mit der vorliegenden Kurzskala und zu den Möglichkeiten, Feedback über die Entwicklung des Kindes zu erhalten.

Falls Sie nicht über einen Internetzugang verfügen, uns aber trotzdem unterstützen möchten, können Sie die ausgefüllte Kurzskala auch kopieren und ausgefüllt an uns schicken. Ihre Daten werden dabei in anonymisierter Form übernommen, ausschließlich für wissenschaftliche Zwecke verwendet und selbstverständlich nicht an Dritte weitergegeben! Wenn Sie Ihren Absender angeben und uns einen frankierten Rückumschlag mitschicken, erhalten Sie Ihre Unterlagen nach Eingabe der Daten wieder zurück.

Die Adresse lautet:

Jacobs-Pauen Project MONDEY
Psychologisches Institut der Universität Heidelberg
Hauptstraße 47–51
69117 Heidelberg

Auf den folgenden Seiten haben wir die wichtigsten Punkte, die es bei der Benutzung der Kurzskala zu beachten gilt, für Sie zusammengestellt.

Wie können Sie mit MONDEY arbeiten?

Um MONDEY sinnvoll nutzen zu können und eine zuverlässige Dokumentation zu garantieren, sollten Sie mit dem Kind, das Sie beobachten möchten, zuvor mindestens drei Wochen regelmäßig mehrere Stunden pro Tag verbracht haben. Nur dann können Sie einen guten Eindruck davon bekommen, welche Verhaltensweisen das Kind schon beherrscht und welche es erst noch entwickeln wird. Eltern können das Verhalten ihres Kindes von Geburt an dokumentieren. Die Kurzskala besteht aus der vorliegenden Anleitung, einem Stammdatenblatt, einer Seite für Anmerkungen und den Tabellen mit Meilensteinen.

Klären Sie gegebenenfalls die Erziehungsberechtigten des Kindes über Ihr Vorhaben auf und füllen Sie gemeinsam zunächst die *Stammdaten* vollständig aus. Nur die Felder zum Dokumentationszeitraum bleiben dabei anfangs frei. Die hier abgefragten Informationen werden dringend benötigt, falls wir Ihnen später Feedback zur Entwicklung des Kindes geben sollen und Ihre Daten für die Normierungsstichprobe verwenden dürfen. Sie sind also unverzichtbar!

Falls Sie *Anmerkungen* haben, die für ein Verständnis der Situation des beobachteten Kindes wichtig sind, aber aus Platzgründen nicht auf dem Stammdatenblatt notiert werden können, nutzen Sie dafür die freie Seite, die auf das Stammdatenblatt folgt. Das Gleiche gilt für Änderungen, die sich später in Bezug auf das Kind, seine Familie oder Betreuungssituation ergeben. Notieren Sie zu jeder Anmerkung bitte das Datum Ihrer Eintragung!

Starten Sie dann mit der *Bestandsaufnahme*, die Sie innerhalb von drei Tagen abschließen sollten. Tragen Sie auf dem Stammdatenblatt zunächst das Anfangsdatum ein. Lesen Sie dann *alle* Meilensteine nacheinander genau durch und überlegen Sie, ob das betreffende Verhalten schon vom Kind gezeigt wird oder noch nicht. Wenn Sie sich sicher an mehr als eine konkrete Beobachtung erinnern können, machen Sie neben den bereits erreichten Meilenstein einen Haken in die Spalte rechts außen. Bitte notieren Sie für alle Meilensteine, die das Kind noch nicht erreicht hat, in der gleichen Spalte einen Strich. Platzieren Sie Ihre Eintragung am oberen Rand des passenden Feldes und lassen Sie darunter in der gleichen Spalte noch Raum, falls später weitere Bestandsaufnahmen stattfinden (Erklärung folgt). Wenn Sie sich bei einem Meilenstein nicht ganz sicher sind oder sich nur an eine konkrete Begebenheit erinnern können, schaffen Sie Beobachtungssituationen, die eine zuverlässige Einschätzung erlauben. Anregungen dafür finden Sie im Entwicklungstagebuch. Die erste Bestandsaufnahme ist abgeschlossen, sobald Sie für jeden Meilenstein in der Spalte rechts außen am oberen Rand einen Haken oder Strich notiert haben. Alle Datumsfelder links daneben bleiben zunächst frei!

Im zweiten Schritt können Sie eine *kontinuierliche Entwicklungsdokumentation* anschließen. Nur die noch nicht abgehakten Meilensteine sind nun interessant. Nehmen Sie sich mindestens einmal pro Woche die MONDEY-Kurzskala vor und überlegen Sie kurz, ob es seit der letzten Dokumentation Fortschritte gab. Prüfen Sie stets alle Teilbereiche einzeln ab! Das wiederholte Lesen der Meilensteine wird Ihnen helfen, sie schnell zu verinnerlichen, so dass sich der Zeitaufwand rasch verringert. Ausführliche Beschreibungen zu einzelnen Meilensteinen und Hinweise zur Entwicklungsförderung gibt das Entwicklungstagebuch. Schauen Sie bitte dort nach, wenn Sie sich nicht sicher sind, was mit der Verhaltensbeschreibung genau gemeint ist!

Falls das Kind einen neuen Meilenstein erreicht hat, notieren Sie das Datum neben der Beschreibung (zweite Spalte von rechts im oberen der beiden Felder). Zeigt das Kind das gefragte Verhalten zweimal am gleichen Tag, notieren Sie das aktuelle Datum bitte nur einmal! In der nächsten Zeit sollten Sie ganz besonders darauf achten, ob sich das interessierende Verhalten wiederholt. Wenn ja, füllen Sie auch das zweite (untere) Datumsfeld aus! Erst wenn das zweite Datumsfeld ausgefüllt ist, gilt der Meilenstein als erreicht. Im Rahmen der kontinuierlichen Entwicklungsdokumentation machen Sie bitte keine Haken in der Spalte rechts außen!

Was gilt es noch zu beachten?

Wenn das gleiche Kind von mehr als einer Person beobachtet wird oder wenn Sie selbst mehr als ein Kind beobachten, sollte jede Person (ob Kind oder Beobachter) auf allen Bögen den gleichen Code-Namen haben! Nur dann ist bei der späteren Auswertung eine klare Zuordnung möglich.

Wir empfehlen Ihnen, dass Sie vor Beginn der kontinuierlichen Entwicklungsdokumentation einen bestimmten Tag festlegen, an dem Sie die Überprüfung der Meilensteine regelmäßig vornehmen. Selbstverständlich sind Eintragungen jederzeit möglich und werden idealerweise an dem Tag gemacht, an dem eine neue Verhaltensweise beim Kind beobachtet wurde. Aber ein fester Beobachtungstag pro Woche verringert das Risiko, etwas zu übersehen.

Vermeiden Sie bitte unbedingt längere Pausen bei der kontinuierlichen Entwicklungsdokumentation! Wenn Sie mehr als drei Wochen keine Überprüfung der Meilensteine vornehmen, entsteht eine Lücke in der Dokumentation, die eine zuverlässige Auswertung erschwert. Bei jüngeren Kindern ist dieses Problem besonders groß. Leider kommen solche Situationen manchmal trotzdem vor (z. B. wegen Krankheit, Ferien oder wenn Sie aus anderen Gründen länger vom Kind getrennt sind). Damit Beobachtungspausen bei der

Auswertung berücksichtigt werden können, bitten wir Sie, in diesem Fall wie folgt vorzugehen: Vermerken Sie auf dem Stammdatenblatt in dem Feld hinter *Dokumentation … bis* das Datum, an dem Sie letztmalig Gelegenheit zur kontinuierlichen Dokumentation ohne Pause von mehr als drei Wochen hatten.

Wenn Sie nach einer Pause von mehr als drei Wochen wieder mit der Beobachtung beginnen wollen, füllen Sie als Erstes das Datumsfeld für den nächsten Dokumentationszeitraum aus. Machen Sie anschließend im Rahmen der *Zweiterfassung* unter alle Haken der vorherigen Bestandsaufnahme einen weiteren Haken. Machen Sie auch dann einen Haken, wenn zuvor ein Strich notiert wurde, inzwischen aber beide Datumsfelder ausgefüllt sind. Prüfen Sie im nächsten Schritt, ob weitere Meilensteine erreicht wurden, bei denen bislang nur ein oder noch gar kein Datumsfeld ausgefüllt wurde. Am Ende sollten sich zu jedem Meilenstein in jeder Spalte rechts außen zwei Notierungen untereinander befinden (Strich oder/und Haken).

Sobald Sie mit der zweiten Bestandsaufnahme fertig sind, können Sie die kontinuierliche Entwicklungsdokumentation wie gewohnt fortsetzen. Ergeben sich noch weitere Beobachtungspausen von mehr als drei Wochen, verfahren Sie erneut in gleicher Weise. Sie können insgesamt bis zu sechs Dokumentationszeiträume definieren. Achten Sie bei weiteren Bestandsaufnahmen darauf, dass man klar erkennen kann, in welcher Reihenfolge Sie die Eintragungen von Haken beziehungsweise Strichen in der Spalte rechts neben jedem Meilenstein gemacht haben!

Sollten sich im Verlauf der Dokumentation Änderungen in der Familien- oder Betreuungssituation des Kindes ergeben, vermerken Sie dies bitte unter *Anmerkungen*. Nehmen Sie keine Veränderungen auf dem Stammdatenblatt vor! Hier sind die Daten zum Zeitpunkt der ersten Eintragung entscheidend.

Wenn Sie die Beobachtung eines Kindes ganz abschließen möchten, füllen Sie bitte noch die letzte Seite aus und teilen Sie uns Ihre Erfahrungen mit MONDEY mit. So können wir MONDEY kontinuierlich optimieren. Überprüfen Sie, ob alle Angaben komplett sind und schicken Sie die Unterlagen an unsere Adresse.

Für Ihre Mitarbeit bedanken wir uns schon jetzt sehr herzlich! Sie leisten einen wichtigen Beitrag zur Verbesserung der Frühförderung!

Stammdaten

Stammdaten
Land: *Deutschland*   **Code-Name Kind:** _____   **Code-Name Beobachter:** _____   **ausgefüllt am** __ /__ /__

erste 2 Buchstaben Vornamen, erste 2 Buchstaben Nachnamen, 2 Ziffern Geburtsmonat, letzte 2 Ziffern Geburtsjahr

Bitte nachfolgend aus Datenschutzgründen keine Namen eingeben, sondern nur Rollenbezeichnungen (z. B. Erzieher/in, Vater, Mutter)!

Beobachter: Was sind Sie für das Kind? (z. B. Erzieher) _____   Was ist Ihr höchster Schulabschluss? _____

Dokumentation 1 von __/__/__ **bis** __/__/__	**Dokumentation 2 von** __/__/__ **bis** __/__/__	Datumsangaben bitte stets im Format:
Dokumentation 3 von __/__/__ **bis** __/__/__	**Dokumentation 4 von** __/__/__ **bis** __/__/__	Tag/Monat/Jahr
Dokumentation 5 von __/__/__ **bis** __/__/__	**Dokumentation 6 von** __/__/__ **bis** __/__/__	z. B. 28/01/10

Kind geboren am __/__/__ Geschlecht (m, w) _____ Nationalität _____ Muttersprache _____

Krankheiten/Entwicklungsrisiken _____

Mutter Geburtsjahr _____ Schulabschluss _____   **Vater** Geburtsjahr _____ Schulabschluss _____

Geschwister (Anzahl der Kinder, die mit im Haushalt leben) _____ Alter der Geschwister (in Jahren) (a) ___ (b) ___ (c) ___ (d) ___ (e) ___

Bei wem lebt das Kind? _____   Wer ist/sind die Hauptbezugsperson(en)? _____

Ist jemand im Haushalt des Kindes berufstätig? (j, n) _____ Wenn ja, wer? (1) _____ (2) _____ (3) _____

Art des Berufs (1) _____ (2) _____ (3) _____

Wo verbringt das Kind in der Regel seine Zeit von 8:00 Uhr morgens bis 20:00 Uhr abends? (geschätzte Anzahl in Stunden, z. B. 3, 5)

	Mo	Di	Mi	Do	Fr	Sa	So
Zuhause							
Bei der Tagesmutter							
In der Krippe							
Bei Verwandten/Freunden							

Sollten sich später wichtige Änderungen ergeben, nehmen Sie bitte keine Korrekturen auf dem Stammdatenblatt vor, sondern erläutern Sie diese Änderungen mit Datumsangabe im Anmerkungsteil unten.

Anmerkungen: Bitte stets Datum der Eintragung vermerken!

Anmerkungen

Grobmotorik

	Grobmotorik: Kopf-, Rumpf-, Beinkontrolle	Datum	✓ / –
Kopf	**(1) Das Köpfchen alleine heben** Kind liegt auf dem Bauch, hält die Arme angewinkelt neben dem Körper und hebt sein Köpfchen aus eigener Kraft so hoch, dass das Kinn nicht mehr die Auflage berührt. Diese Position kann es mehr als drei Sekunden halten.		
	(2) Den Kopf frei bewegen Kind kann seinen Kopf frei halten und bewegen, wenn es in einem Kinderstuhl oder auf dem Schoß sitzt. Wenn man seinen Körper ein wenig schräg hält, gleicht es diese Bewegung mit dem Kopf aus. Der Kopf wackelt kaum oder gar nicht, wenn das Kind ihn dreht.		
Rumpf	**(3) Sich in Bauchlage mit gestreckten Armen aufstützen** Kind liegt auf dem Bauch. Es stützt sich mit beiden Armen gestreckt von der Unterlage ab und hebt seinen Rücken an, um den Kopf aufrecht zu halten. Schultern und Brust liegen für mehr als drei Sekunden nicht mehr auf der Unterlage.		
	(4) Alleine sitzen Kind kann für mindestens drei Sekunden auf einer Unterlage sitzen, ohne sich anzulehnen, im Rücken gestützt zu werden oder sich mit den Händen festhalten zu müssen. Es sitzt auf dem Po, der Rücken ist gerade, die Beine sind ausgestreckt oder angewinkelt.		
Beine	**(5) Sich alleine zum Stand hochziehen** Kind kann sich aus dem Sitzen heraus an Möbeln oder anderen Gegenständen zum Stand hochziehen, ohne dabei umzufallen.		
	(6) Stehen mit Festhalten Kind kann auf eigenen Beinen mindestens drei Sekunden stehen, wenn es sich mit nur einer Hand an einem Gegenstand festhält.		
	(7) Alleine stehen Kind kann seine Hände von einer Unterstützung lösen und für mindestens drei Sekunden frei stehen, ohne sich an einer Person oder einem Gegenstand festzuhalten.		

Grobmotorik

Grobmotorik: Fortbewegung am Boden und im Stehen

		Datum	✓ / –

am Boden

(8) Sich selbstständig auf dem Boden rollen
Kind kann sich ohne fremde Hilfe vom Rücken auf den Bauch drehen *und* vom Bauch auf den Rücken. Drehen in eine Richtung genügt nicht. Das Kind nutzt das Rollen absichtsvoll, um sich fortzubewegen.

(9) Vorwärts auf allen vieren
Kind bewegt sich selbstständig und frei auf dem Boden gezielt in eine bestimmte Richtung. Es benutzt dafür seine Arme und Beine. Es kann kriechen, robben oder/und krabbeln. Es bewegt sich mindestens drei Meter fort.

im Stehen

(10) An Möbeln und Gegenständen entlang gehen
Kind steht alleine, während es sich an Möbeln oder an Gegenständen festhält. Es wandert an den Möbeln/Gegenständen entlang (z. B. an den Stangen eines Laufgitters oder an der Tischkante) und macht dabei mindestens drei Schritte zur gleichen Seite.

(11) Vorwärts laufen
Kind steht frei und macht von dieser Position aus mindestens drei Schritte hintereinander vorwärts, ohne sich irgendwo festzuhalten oder abzustützen.

(12) Rückwärtsschritte machen
Kind steht frei im Raum und bewegt sich mit mindestens drei Schritten hintereinander rückwärts, ohne sich irgendwo festzuhalten oder abzustützen.

(13) Treppensteigen
Kind kann in aufrechter Position und ohne fremde Hilfe (aber möglicherweise mit Abstützen an der Wand oder am Geländer) mindestens drei Treppenstufen aufwärts *und* drei Treppenstufen abwärts gehen. Eine Richtung genügt nicht.

Grobmotorik

	Grobmotorik: Balance im Stehen, hüpfen/springen, werfen/fangen	Datum	✓ / –
Balance im Stehen	**(14) Bücken und Aufrichten im freien Stand** Kind steht frei und bückt sich nach vorn, greift etwas auf dem Boden oder fasst an seine Füße und richtet sich wieder auf, ohne dabei umzufallen.		
	(15) Frei auf einem Bein stehen Kind hebt im freien Stand (ohne sich irgendwo festzuhalten) eines seiner Beine vom Boden und hält in dieser Position mindestens drei Sekunden die Balance, ohne den zweiten Fuß wieder abstellen zu müssen.		
hüpfen/springen	**(16) Ohne Festhalten auf der Stelle hüpfen** Kind hüpft mit beiden Beinen gleichzeitig hoch, so dass die Füße nicht mehr den Boden berühren, und landet wieder sicher im Stand (nicht unbedingt an der gleichen Stelle wie vorher).		
	(17) Alleine von einer Stufe/einem Absatz springen Kind springt mit beiden Beinen gleichzeitig hoch, so dass die Füße nicht mehr den Boden berühren, überwindet im Sprung einen (kleinen) Absatz oder eine Stufe und landet wieder sicher im Stand.		
werfen/fangen	**(18) Wegwerfen eines Gegenstands** Kind hält ein Objekt über der Schulter (nicht vor der Brust!), streckt den Arm ganz nach vorn aus und wirft dabei das Objekt gezielt und mit Schwung in eine bestimmte Richtung. Das Objekt landet mindestens einen halben Meter entfernt.		
	(19) Ball mit den Armen fangen Kind kann einen Ball mittlerer Größe, der ihm aus kurzer Entfernung (mindestens ein Meter) zugeworfen wird, mit beiden Armen auffangen, ohne dass er auf den Boden fällt.		

Feinmotorik

	Feinmotorik: Hand-Körper-Koordination, Objekte greifen und halten	Datum	✓ / −
Hand-Körper-Koordination	**(20) Die Hand gezielt zum Mund führen** Kind führt die Hand gezielt zum Mund und steckt einen oder mehrere Finger hinein, um daran zu saugen. Das Kind verfolgt die Bewegung der Hand mit den Augen und öffnet bereits den Mund, bevor die Hand das Gesicht berührt.		
	(21) Hände vor dem Körper zusammenführen und mit Fingern spielen Kind führt beide Hände vor den Augen gezielt zusammen und guckt sie dabei an, zupft oder zieht an seinen Fingerchen und spielt mit ihnen.		
	(22) Handinnenflächen gezielt gegeneinander schlagen Kind kann beide Hände vor dem Körper so zusammenführen, dass die Handinnenflächen gegeneinander schlagen. Es führt sie mit Schwung zusammen.		
Objekte greifen und halten	**(23) Gezielt nach dargebotenem Spielzeug greifen** Kind kann einen Gegenstand gezielt fassen, wenn er sich in Reichweite befindet. Es schaut zunächst auf das Objekt, streckt dann den Arm danach aus, öffnet dabei die Hand in passender Weise (weit für große, eng für kleine Objekte) und fasst anschließend zu.		
	(24) Objekte im Zangengriff greifen und halten Kind kann ein Objekt mindestens drei Sekunden so halten, dass sich der Daumen und der Rest der Hand gegenüberliegen wie bei einer Zange.		
	(25) Pinzettengriff Kind hält kleine Objekte (z. B. Perlen, Krümel, Haare) zwischen Daumen und Zeigefinger oder Mittelfinger in einer Hand. Es kann die Objekte auf diese Weise einzeln von einer Unterlage aufheben.		

Feinmotorik

	Feinmotorik: Gegenstände manipulieren, essen/trinken	Datum	✓ / –
Gegenstände manipulieren	**(26) Gegenstände von einer Hand in die andere geben** Kind gibt einen mittelgroßen Gegenstand (z. B. Bauklotz) von einer Hand in die andere, ohne dass etwas herunterfällt. Erst wenn die zweite Hand den Gegenstand sicher erfasst hat, lässt die erste Hand los.		
	(27) Spielzeug in einer Hand drehen und wenden Kind kann ein Objekt in einer Hand halten und dabei drehen und wenden, um es von verschiedenen Seiten zu betrachten. Dabei wird das Handgelenk flexibel bewegt.		
	(28) Gegenstand mit beiden Händen getrennt bearbeiten Kind hält einen Gegenstand mit einer Hand fest und verwendet die zweite Hand, um einen bestimmten Teil des Gegenstands gezielt zu manipulieren (z. B. an Rädern drehen, an Zipfeln und Schnüren ziehen oder auf Knöpfe drücken).		
	(29) Mindestens drei Gegenstände stapeln Kind legt drei Bauklötze oder andere Gegenstände gezielt aufeinander, so dass ein Turm entsteht, ohne dass etwas herunterfällt.		
essen/trinken	**(30) Alleine aus einem offenen Trinkgefäß trinken** Kind kann ein mindestens zur Hälfte gefülltes Trinkgefäß ohne Deckel (z. B. eine Tasse) halten, zum Mund führen und daraus trinken, ohne zu kleckern. Es zeigt dieses Verhalten mindestens dreimal während einer Mahlzeit.		
	(31) Ohne Kleckern mit Löffel essen Kind kann einen Löffel gerade halten, mit Nahrung beladen zum Mund führen, in den Mund schieben und die Nahrung im Mund aufnehmen, ohne dass dabei etwas herunterfällt. Es zeigt dieses Verhalten mindestens dreimal während einer Mahlzeit.		

Feinmotorik

	Feinmotorik: zeichnen, an- und ausziehen	Datum	✓ / –
zeichnen	**(32) Mit Stift kritzeln** Kind kann einen Stift stabil halten und damit Striche oder Punkte auf ein Papier bringen.		
	(33) Gezielt Linien und Formen zeichnen Kind hält einen Stift in richtiger Haltung und kann damit gezielt mindestens drei unterschiedliche Linien oder Formen zeichnen (z. B. senkrechte oder waagerechte, mindestens 2,5 Zentimeter lange Linien, Kringel, Kreise).		
an- und ausziehen	**(34) Kleidungsstücke selbst ausziehen** Kind zieht Hemd, T-Shirt, Pulli, Jacke oder Hose alleine aus, wenn dafür keine Verschlüsse geöffnet werden müssen. Die Mütze vom Kopf zu ziehen, eine Socke oder einen Handschuh auszuziehen, genügt nicht.		
	(35) Kleidungsstücke selbst anziehen Kind kann Hemd, T-Shirt, Pulli, Jacke oder Hose alleine anziehen. Dabei dürfen vorn und hinten oder rechts und links vertauscht sein, aber alle Körperteile müssen in passenden Öffnungen stecken. Knöpfe und Reißverschlüsse müssen nicht zu sein.		
	(36) Grobe Reißverschlüsse alleine öffnen und schließen Kind kann Reißverschlüsse an Jacken alleine auf- und zuziehen (eine Richtung genügt nicht), auch wenn es dafür beide Hände braucht: eine zum Ziehen am Zipper und eine zum Gegenziehen am Stoff. (Beim Einfädeln darf geholfen werden.)		
	(37) Knöpfe alleine öffnen und schließen Kind kann mindestens drei mittelgroße Knöpfe (1,0–2,5 cm Durchmesser; keine Druckknöpfe!) hintereinander alleine auf- und zumachen.		

Wahrnehmung

	Wahrnehmung: Sehen, hören, erinnern	Datum	✓ / –
sehen	**(38) Objekte in Augenschein nehmen** Kind hat im wachen Zustand die Augen weit geöffnet und versucht, in etwa 30 Zentimeter Entfernung ein Objekt für mindestens drei Sekunden zu betrachten. Das Objekt macht dabei kein Geräusch. Das Kind schaut konzentriert und schielt nicht.		
	(39) Bewegten Gegenständen mit dem Blick folgen Kind verfolgt ein Objekt, das sich innerhalb seines Sichtfeldes langsam bewegt, kontinuierlich mit den Augen (a) von einer zur anderen Seite, (b) von der Mitte zur Seite *und* (c) von oben nach unten beziehungsweise umgekehrt. Das Objekt macht dabei kein Geräusch.		
	(40) Größere Bilder mit dem Blick erforschen Kind konzentriert sich mindestens sechs Sekunden auf ein größeres Bild (mindestens 30 x 30 Zentimeter), das mehrere kontrastreiche Motive zeigt. Das Kind lässt die Augen über große Teile des Bildes wandern und schaut sich mindestens drei verschiedene Motive nacheinander gezielt an.		
hören	**(41) Blick auf Geräuschquelle richten** Wenn das Kind wach auf dem Rücken liegt (Kopf gerade) und seitlich neben seinem Kopf in etwa 30 Zentimeter Entfernung ein angenehmes Geräusch ertönt (Quelle nicht zu sehen), reagiert es und wendet seinen Kopf erkennbar dem Geräusch zu (links *und* rechts).		
	(42) Sich nach Geräuschquelle hinter dem Rücken umdrehen Wenn das Kind ein Geräusch hinter seinem Rücken wahrnimmt, dreht es seinen Kopf/Körper um 180 Grad, um die Geräuschquelle auch sehen zu können.		
erinnern	**(43) Verschwundenen Gegenständen hinterherschauen** Kind sucht Gegenstand, der sich aus seinem Blickfeld bewegt hat, mit den Augen an der richtigen Stelle (dort, wo er verschwunden ist oder wo er wieder auftauchen könnte). Es fixiert die passende Stelle mindestens drei Sekunden und wartet auf sein Wiedererscheinen.		
	(44) Aktiv nach Gegenstand suchen, der zuvor komplett verdeckt wurde Kind versucht, eine Verdeckung zu entfernen, wenn es einen Gegenstand haben möchte, der unmittelbar zuvor vor seinen Augen darunter versteckt wurde. Gegenstand darf nicht unter der Verdeckung hervorschauen, wenn das Suchen beginnt!		

	Denken: Darstellen/symbolisieren, räumlich ordnen, planen	Datum	✓ / –
darstellen/symbolisieren	**(45) Körpergesten zur Verständigung einsetzen** Kind macht gezielt eine Geste, um etwas zu benennen. Es wird mindestens eine Geste wiederholt (dreimal) zur Verständigung eingesetzt, ohne dass ein Erwachsener sie vorher ausgeführt hat oder das Kind aufgefordert wurde, die Geste zu zeigen.		
	(46) Funktionshandlungen ausführen Kind zeigt, dass es weiß, was man mit bestimmten Objekten tut. Auch ohne vorherige Demonstration verwendet es reale Gegenstände (z. B. Bürste) oder Modelle (z. B. Spielzeugauto), um ein für das Objekt typisches Verhalten damit auszuführen.		
	(47) Als-ob-Spiele durchführen Kind weist Gegenständen (nicht Personen!) im Spiel eine Bedeutung zu, die nicht zu ihrem Aussehen und/oder zu ihrer normalen Funktion passen. Es spielt Als-ob-Spiele (z. B. Besen als Pferd, Kiste als Boot).		
räumlich ordnen	**(48) Objekte am richtigen Platz finden** Kind sucht gezielt an einem bestimmten Ort nach einem konkreten Objekt (z. B. in Dose, Kiste, Schublade, Schrank, Tasche), oder es zeigt auf den Ort, wenn man es fragt: „Wo ist X?", ohne das Objekt in der letzten halben Stunde dort gesehen zu haben.		
	(49) Beginnendes Sortierverhalten Kind legt Gegenstände verschiedener Art (z. B. Murmeln und Bauklötze), in getrennte Behälter. Die Behälter sind bereits mit Exemplaren der jeweiligen Kategorie befüllt. Es werden mindestens zwei neue Objekte jeder Art vom Kind richtig einsortiert.		
planen	**(50) Gezielte Verkettung von Teilhandlungen** Kind führt geplant zwei unabhängige Teilhandlungen nacheinander aus, um ein Ziel zu erreichen (z. B. Gießkanne füllen, um Blumen zu gießen). Wichtig ist das Erkennen eines mehrschrittigen Handlungsplanes.		
	(51) Kreativer Einsatz von Hilfsmitteln Kind sucht, um sein Ziel zu erreichen, ein Hilfsmittel, das es vorher noch nicht in dieser Funktion gesehen hat (z. B. eine Schneeschaufel zum Blätter „kehren"). Man sieht, dass es nachdenkt, welches Werkzeug nützlich sein könnte, bevor es die Handlung umsetzt.		
	(52) Probleme lösen Kind steht vor einem Problem, für das es die Lösung nicht findet. Auch wenn es zunächst scheitert, denkt es erkennbar über die Lösung nach und probiert mindestens eine Möglichkeit aus, sein Ziel doch noch zu erreichen. (Erwachsene um Hilfe zu bitten, gilt nicht.)		

Denken

Sprache

Sprache: Laute, Silben, Worte

		Datum	✓ / –
Laute	**(53) Gurren** Kind gibt in wachem, aufmerksamem Zustand absichtlich Laute von sich, die sich eindeutig von Schreien oder Weinen unterscheiden. Dieses Verhalten dauert länger als drei Sekunden.		
	(54) Lautieren und brabbeln Kind macht erste sprachähnliche Laute, die Selbstlaute (a, e, i, o, u) einschließen. Der gleiche Laut wird wiederholt produziert. Notieren Sie ein Beobachtungsdatum pro Lautform.		
	(55) Produktion verschiedener Lautkombinationen Kind verknüpft Mitlaute mit Selbstlauten (z. B. „ba", „ta", „pu" oder „mo"). Der gleiche Laut wird wiederholt produziert. Notieren Sie ein Beobachtungsdatum pro Lautkombination.		
Silben	**(56) Verdoppelung von Silben** Kind übt, bestimmte Silben zu wiederholen (z. B. „ba-ba", „ma-ma", „po-po"). Die gleiche Silbenverdoppelung wird wiederholt produziert. Notieren Sie ein Beobachtungsdatum pro Silbenverdoppelung.		
	(57) Kombinieren verschiedener Silben Kind bringt zwei unterschiedliche Silben zusammen (z. B. „ma-mi", „wa-da", „li-lo"). Die gleiche Silbenkombination wird wiederholt produziert. Notieren Sie ein Beobachtungsdatum pro Silbenkombination.		
Worte	**(58) Erste Worte verstehen** Kind schaut oder zeigt auf Objekt, das jemand sprachlich benannt hat. Das gleiche Wort wird in verschiedenen Situationen verstanden (ohne zusätzliche Hinweise wie Blicke oder Zeigegesten). Notieren Sie ein Beobachtungsdatum pro verstandenes Wort.		
	(59) Erste Worte sprechen Kind benutzt eine bestimmte Lautfolge, um etwas zu benennen (z. B. „da-da" für Spazierengehen). Die gleiche Lautfolge wird in verschiedenen Situationen mit ähnlicher Bedeutung verwendet. Notieren Sie ein Beobachtungsdatum pro Lautfolge.		
	(60) Mindestens 50 unterschiedliche Worte aktiv verwenden Kind hat einen aktiven Wortschatz von mindestens 50 verschiedenen Worten. Die gleiche Lautfolge wird in verschiedenen Situationen zur Beschreibung des gleichen Sachverhalts verwendet.		

	Sprache: Besondere Worte, Sätze	Datum	✓ / –
besondere Worte	**(61) Verwendung von Finalwörtern** Kind benutzt Worte wie „auf", „zu", „ab", „aus" oder „weg", die das Ende eines Vorgangs beschreiben. Das gleiche Wort wird in verschiedenen Situationen wiederholt korrekt verwendet. Notieren Sie ein Beobachtungsdatum pro Finalwort.		
	(62) Verwendung von Mehrzahlwörtern Kind benennt Objekte in Mehrzahl und verändert dafür das Wortende (z. B. „Autos" statt „Auto"). Dabei kommt es auch zu lustigen Formbildungen (z. B. „Ananässe", „Mädchens"). Notieren Sie ein Beobachtungsdatum pro Mehrzahlwort.		
	(63) Verwendung von Farbwörtern Kind versteht Farbworte und kann die Farbe eines Gegenstands in verschiedenen Situationen richtig benennen. Notieren Sie ein Beobachtungsdatum pro Farbwort (Verstehen *und* Benennen).		
	(64) Verwendung der Worte „ich" und „du" Kind spricht von sich selbst als „ich" *und* benennt sein Gegenüber als „du". Dieses Verhalten wird in unterschiedlichen Situationen gezeigt. Notieren Sie ein Beobachtungsdatum für jedes der beiden Worte.		
Sätze	**(65) Einfache Sätze verstehen** Kind zeigt durch sein Verhalten, dass es einen Satz versteht, obwohl sich die Bedeutung nicht aus der Situation selbst erschließen lässt und keine Gesten (z. B. Zeigen) zur Verständigung eingesetzt werden. Notieren Sie ein Beobachtungsdatum pro Satz.		
	(66) Zweiwortsätze bilden Kind bezieht zwei verschiedene Worte sinnvoll aufeinander (z. B. „Puppe weg", „Mama laufen", „Lilo groß", „Papa Auto"), so dass sie eine Bedeutungseinheit bilden. Notieren Sie ein Beobachtungsdatum pro Zweiwortsatz.		
	(67) Drei- und Mehrwortsätze bilden Kind bildet einfache Sätze, die aus mehr als zwei Worten bestehen (z. B. „Papa Auto fahren", „Mama, Bonbon geben") und die eine sinnvolle Bedeutungseinheit darstellen. Notieren Sie ein Beobachtungsdatum pro Mehrwortsatz.		
	(68) Reden in anderen Zeiten Kind kann Sätze bilden, in denen es Aussagen über die Zukunft oder Vergangenheit macht. Es verändert das Handlungswort (Verb) in passender Weise (z. B. „Mama ist weggegangen"). Notieren Sie ein Beobachtungsdatum pro Satz.		

Sprache

Soziale Beziehungen

	Soziale Beziehungen: Nähe und Distanz regulieren, vorsprachliche Kommunikation	Datum	✓ / –
Nähe und Distanz regulieren	**(69) Auf Kontaktangebot mit Zuwendung reagieren** Auf Ansprache wendet das Kind sich seinem Gegenüber zu. Es zeigt, dass es das Kontaktangebot begrüßt (z. B. strampeln, mit den Ärmchen rudern, quietschen, lächeln). Diese Reaktion hält mindestens drei Sekunden an. Nur den Kopf zu wenden, genügt nicht.		
	(70) Auf Kontaktangebot mit Widerstand reagieren Kind wendet sich bewusst (ohne vorheriges Weinen) von einer Person ab (z. B. schaut und dreht sich weg, macht sich steif, wehrt sich gegen Berührung), wenn es keinen Kontakt möchte. Nur den Kopf wegzudrehen, genügt nicht.		
	(71) Eigene Versuche zur Kontaktaufnahme starten Kind strahlt andere an, zappelt oder/und lautiert, um sein Gegenüber zum Kontakt aufzufordern. Es zeigt dieses Verhalten mehr als drei Sekunden, während es sieht, dass sein Gegenüber gerade woanders hinschaut.		
vorsprachliche Kommunikation	**(72) Mimische Gesten imitieren** Kind macht einfache Gesichtsausdrücke wiederholt nach. Es formt mit den Lippen ein „O" oder streckt die Zunge heraus, wenn sein Gegenüber ihm dieses Verhalten wiederholt langsam vormacht. Es zeigt das Verhalten erst, *nachdem* es ihm vorgemacht wurde.		
	(73) Körpergesten oder Laute imitieren Kind kann Körpergesten oder Laute seines Gegenübers imitieren. Es zeigt einfache Bewegungen (z. B. Hände öffnen/schließen, winken) oder formt bestimmte Laute, *nachdem* es sie bei einer anderen Person beobachtet/gehört hat.		
	(74) Dialogmuster beachten Kind verhält sich ruhig beziehungsweise hört zu, während sein Gegenüber etwas tut/spricht. Es wird erst selbst aktiv, wenn sein Gegenüber eine Pause macht. Es beendet seine Aktivität, um zu sehen, wie der andere reagiert. Dieser Wechsel findet mindestens dreimal hintereinander statt.		
	(75) Objekte anbieten/einfordern Kind reicht seinem Gegenüber ein Spielzeug und schaut der anderen Person dabei in die Augen, oder es streckt auffordernd die Hand nach einem Spielzeug aus und betrachtet dabei das Gesicht seines Gegenübers.		

Soziale Beziehungen

	Soziale Beziehungen: Gemeinsame Bezüge herstellen, Fremde und vertraute Personen unterscheiden	Datum	✓ / −
gemeinsame Bezüge herstellen	**(76) Der Zeigegeste einer anderen Person folgen** Wenn ein Erwachsener auf einen Gegenstand zeigt, der sich ungefähr in der Blickrichtung des Kindes befindet, folgt das Kind dieser Geste und sucht den Gegenstand mit den Augen an der passenden Stelle.		
	(77) Die Zeigegeste selbst benutzen Kind streckt den Arm aus, zeigt mit dem Finger auf ein ganz bestimmtes Ziel, das sich außerhalb seiner Reichweite befindet, und schaut in die gleiche Richtung, in die es zeigt.		
	(78) Geteilte Aufmerksamkeit Kind kann sich zusammen mit einer anderen Person auf einen entfernt liegenden Gegenstand beziehen. Es wechselt mit seinem Blick mehrmals schnell zwischen dem Gesicht seines Kommunikationspartners und dem Objekt hin und her.		
fremde und vertraute Personen unterscheiden	**(79) Zurückhaltung gegenüber fremden Personen** Kind reagiert mit Zurückhaltung, Skepsis, Scheu oder Angst auf unbekannte Personen. Es ignoriert Versuche der Kontaktaufnahme, schaut weg, versteckt sich oder sucht die Nähe von Bezugspersonen.		
	(80) Widerstand gegen Trennung von Bezugspersonen Kind klammert sich an eine enge Bezugsperson oder zeigt durch Weinen oder Protest, dass es nicht von ihr getrennt sein möchte. Es streckt die Arme nach ihr aus oder versucht ihr zu folgen, wenn sie den Raum verlässt.		
	(81) Soziale Rückversicherung Bevor das Kind etwas tut, prüft es durch einen Blick zur Bezugsperson, ob das Verhalten von dieser Person akzeptiert wird. Es sucht Blickkontakt und schaut fragend oder provozierend, bevor es handelt.		
	(82) Emotionale Rückversicherung Wenn das Kind unsicher ist, was es von einer neuen Situation, einem unvertrauten Gegenstand oder einer unbekannten Person halten soll, schaut es zur Bezugsperson, um in ihrem Gesicht ablesen zu können, wie sie zu der Sache steht.		

Soziale Beziehungen

	Soziale Beziehungen: Kooperation im Alltag, gemeinsam spielen	Datum	✓ / –
Kooperation im Alltag	**(83) Teilen** Kind teilt Nahrung, Getränke oder Spielmaterial freiwillig mit einem anderen Menschen, wenn es sieht, dass die andere Person etwas davon haben möchte.		
	(84) Aufforderungen nachkommen Kind, das von jemand anderem gebeten wird, etwas Bestimmtes zu tun (z. B. etwas zu holen oder zu halten, an einen bestimmten Ort zu kommen), reagiert und kommt der Aufforderung von alleine nach, obwohl es gerade mit etwas anderem beschäftigt war.		
	(85) Freiwilliges Helfen Kind zeigt spontan Bemühen, andere zu unterstützen. Es hilft Erwachsenen (z. B. bei der Hausarbeit) oder anderen Kindern im Spiel bei der Umsetzung eines Vorhabens. Es will von sich aus hilfreich sein.		
gemeinsam spielen	**(86) Assoziatives Spiel** Kind beobachtet beim eigenen Spiel, was ein anderes Kind gerade tut. Es greift nicht in das Spiel des anderen ein, nimmt aber Anregungen auf (z. B. Imitation von Handlungen anderer Kinder im Sandkasten).		
	(87) Bewegungsspiel Kind spielt ein Spiel, für das es andere Kinder braucht und sich bewegen muss (z. B. Fangen, Ballspiele, Verstecken). Das Spiel dauert länger als drei Minuten.		
	(88) Konstruktionsspiel Kind baut mehr als drei Minuten lang etwas auf (z. B. Sandburg, Höhle). Das Bauziel, die Aufgabenteilungen oder der Spielverlauf werden mit den Spielpartnern (älteren Kindern oder Erwachsenen) gemeinsam besprochen.		
	(89) Rollenspiel Kind versetzt sich in eine Rolle (z. B. Verkäufer, Doktor, Kapitän) und spielt länger als drei Minuten, diese Person zu sein. Es können Verkleidungen oder Spielfiguren zum Einsatz kommen. Spielpartner sind in der Regel ältere Kinder oder Erwachsene.		
	(90) Regelspiel Kind beteiligt sich an Spielen, für die es spezielles Spielmaterial und festgelegte Regeln gibt (z. B. Mensch ärgere dich nicht). Es akzeptiert die Regeln und versucht, sich daran zu halten. Spielpartner sind häufig ältere Kinder oder Erwachsene.		

	Selbstregulation: Gefühle, Impulse, Schlaf und Ausscheidungen regulieren	Datum	✓ / –
Gefühle	**(91) Sich von vertrauten Personen beruhigen lassen** Kind kann sich mit der Hilfe eines vertrauten Erwachsenen innerhalb von weniger als drei Minuten wieder beruhigen, wenn es zuvor geweint hat. Es zeigt dieses Verhalten mehrmals am gleichen Tag.		
Gefühle	**(92) Beginnende Selbstberuhigung** Kind kann sich ohne Hilfe Erwachsener innerhalb von weniger als drei Minuten wieder beruhigen, wenn es zuvor geweint hat (nicht gebrüllt) hat. Situationen, in denen das Kind aus Erschöpfung aufhört zu schreien, sind nicht gemeint.		
Impulse	**(93) Impulse auf Verlangen anderer kontrollieren** Kind unterlässt eine Aktivität, weil es mit Nachdruck und Bestimmtheit dazu aufgefordert wird. Entweder, das unerwünschte Verhalten zeigt sich eindeutig in schwächerer Ausprägung oder es wird für mindestens sechs Sekunden komplett unterlassen.		
Impulse	**(94) Impulse eigenständig kontrollieren** Kind kann ein eigenes Bedürfnis oder Gefühl von sich aus hemmen (z. B. nicht sofort schreien, wenn es sich weh getan hat; nicht hauen, wenn es sich geärgert hat; nicht essen, solange noch nicht alle am Tisch sitzen).		
Schlaf	**(95) Nachts Durchschlafen** Kind schläft mindestens sechs Stunden hintereinander durch.		
Schlaf	**(96) Nur ein Zwischenschlaf pro Tag** Kind kommt mit einer Schlafpause pro Tag aus.		
Ausscheidungen	**(97) Auf das Töpfchen oder die Toilette gehen wollen** Kind signalisiert, dass es aufs Klo muss, bevor die Hose voll ist, oder es folgt bereitwillig einem Erwachsenen, der einen Gang zur Toilette/zum Topf anbietet.		
Ausscheidungen	**(98) Tagesverlauf ohne in die Hose/Windel zu machen** Kind bleibt einen ganzen Tag trocken. Es macht nicht in die Hose. Notieren Sie das zweite Datum erst, wenn das Kind drei Tage hintereinander trocken geblieben ist.		

Selbstregulation

Gefühle

	Gefühle: Einfache Gefühle zeigen, über Gefühle reden	Datum	✓ / –
einfache Gefühle zeigen	**(99) Freude** Kind lacht, quietscht oder/und bewegt sich aufgeregt vor Vergnügen.		
	(100) Angst Kind reißt Augen ängstlich auf und hält für einen Moment ganz still. Später wendet es sich möglicherweise mit dem Körper von der „Gefahrenquelle" ab und sucht Schutz bei einer Bezugsperson oder hinter einem Gegenstand.		
	(101) Ärger Kind zeigt eindeutig ärgerlichen (nicht nur unglücklichen) Gesichtsausdruck. Wenn ihm etwas nicht passt, erhebt es seine Stimme laut und abrupt und/oder macht heftige Bewegungen, die gegen eine konkrete Sache/Person gerichtet sind.		
	(102) Traurigkeit Kind reagiert auf den Verlust eines Gegenstands oder die Entfernung einer Bezugsperson mit Zurückgezogenheit, Teilnahmslosigkeit, Spielunlust, leiser Stimme oder/und Weinen.		
über Gefühle reden	**(103) Über eigene Körperzustände reden** Kind teilt anderen Menschen sprachlich etwas über seine eigenen Körperzustände mit (z. B. Müdigkeit, Hunger, Schmerzen, Temperaturempfindungen).		
	(104) Über eigene Gefühle reden Kind teilt anderen Menschen sprachlich etwas über seine Gefühle mit (z. B. Freude, Ärger, Traurigkeit). Es benutzt Beschreibungen, die sich auf gefühlsbezogenes Verhalten beziehen (z. B. weinen, lachen) oder direkt auf die Gefühle selbst (z. B. böse/traurig sein).		
	(105) Über Körperzustände und Gefühlsäußerungen anderer reden Kind spricht über die Körperzustände oder Gefühle eines anderen Menschen. Es verwendet Worte, die entsprechende Zustände oder Gefühle beschreiben, und ordnet sie anderen Personen zu (z. B. „Kind hat Aua/ist böse").		

Gefühle

Gefühle: Komplexe Gefühle zeigen	Datum	✓ / –
(106) Stolz Kind zeigt deutliche Freude über eigene Leistungen (z. B. über etwas, das es gemacht hat) oder/und möchte gelobt werden. Andere sollen sehen/hören, was das Kind kann/produziert hat.		
(107) Verlegenheit Kind drückt Verlegenheit aus. Es windet sich oder läuft weg, wenn es etwas zeigen soll, das es gemacht hat oder schon kann.		
(108) Eifersucht Wenn die Bezugsperson einem „Konkurrenten" etwas gibt (z. B. Keks, Aufmerksamkeit), verhält sich das Kind aggressiv oder versucht, sich in den Vordergrund zu spielen. Es kämpft darum, nicht benachteiligt zu werden.		
(109) Trotz Kind erkennt, dass Bezugsperson es dazu bringen will, etwas Bestimmtes zu tun oder zu lassen. Es reagiert mit heftigem Widerstand und beharrt auf der Durchsetzung seiner eigenen Ziele. Im Vordergrund steht der Machtkampf darum, wer sich durchsetzt.		
(110) Mitgefühl Kind zeigt durch sein Verhalten, dass es die Gefühle anderer versteht und ihnen helfen möchte. Es reagiert empathisch auf einen Menschen (z. B. indem es ein anderes Kind tröstet oder verteidigt).		
(111) Schuldgefühle Kind zeigt aufrichtiges Bedauern darüber, dass es etwas Falsches getan hat. Es versucht, einen Schaden wiedergutzumachen/sein Opfer zu trösten/sich ohne Aufforderung ehrlich zu entschuldigen.		